KB154083

남성보감

역사 속 남자들의 활력 비전

남성보감

— 정지천 지음 —

토트

옛날에 비해 먹을거리가 훨씬 풍족해진 데다 수많은 보양식과 건강식품들도 쏟아져 나오고 있지만 주위에는 활력을 잃은 남성들이 넘쳐나고 있습니다. 항상 피곤하고 무기력하게 골골하면서 지내는 경우가 많은가 하면 심지어 수시로 의료기관에 다니며 여러 가지 약물을 복용하지 않고는 살아가기 힘든 경우도 적지 않습니다.

실제로 체격은 좋아졌지만 체력은 약해져 비실거리는 청년들을 흔히 볼 수 있을 겁니다. 그리고 고혈압, 당뇨병, 심장병, 대사증후군, 중풍, 암, 전립선비대증, 성기능장애 등으로 삶의 질이 떨어졌다고 호소하는 중장년 남성이 늘고 있습니다. 또 예전에는 없던 '갱년기장애'로 고생하는 남성들이 상당히 많아졌고 심지어 50세가 되기도 전에 증상들이 나타나는 경우도 적지 않습니다.

그렇게 되는 원인도 대부분 알려져 있습니다. 과로, 과음, 과식, 편식, 야식, 운동부족 등의 잘못된 생활습관을 비롯하여 조기퇴직, 실직 등을 비롯한 각종 스트레스 그리고 황사, 미세먼지, 환경호르몬 등이죠. 게다가 아무리 좋은 음식이나 건강식품이라도 체질에 맞지 않는 경우에는 건강에 심각한 위험을 초래할 수 있습니다.

역사 속 인물들의 건강관리법을 공부하다 보면 평균수명이 불과 30세 정도이고 대부분 50대 나이로 세상을 떠나던 시절에 고령에도 불구하고 활기찬 삶을 살아간 분들이 있습니다.

69세에 영의정이 되어 18년간이나 국정을 통괄하다가 87세에 물러나 90세에 세상을 떠난 황희 정승, 45년간이나 벼슬살이를 하다 76세에 스스로 은퇴해서 고향에 돌아가 편안한 삶을 살며 '어부가'를 짓고 89세에 별세한 이현보, 64세 된 부친의 막내아들로 태어나 61세에 처음으로 종6품의 관직에 임명되어 71세에 한성부판윤(요즘의 서울시장)이 되었고, 뒤이어 호조판서(요즘의 재무부장관)까지 지내고 79세까지 장수했던 강세황, 90세의 나이로 공조판서(요즘의 건설부장관)를 지내고 98세까지 장수했던 윤경 등이죠.

이런 분들의 공통된 특징 중에 핵심은 '양생법'을 꾸준히 실천했다는 것입니다. 조선시대에 선비들 대부분은 『의학입문(醫學入門)』이라는 종합한의서 정도는 공부해서 한의학에 대한 기본적인 식견을 가졌기에 자신의 체질에 맞는 양생법을 알았고, 자신과 가족들의 어지간한 질병을 직접 치료할 수 있었던 것이죠. 그래서 면역력이 증가되고 노화가 억제되어 장수할 수 있었습니다.

양생법(養生法)이란 건강 장수하게 하는 생활 속의 실천방법입니다. '양(養)'은 보양(保養), 조양(調養), 조섭(調攝), 배양(培養) 등의 의미를 가지고 있고, '생(生)'은 생명활동을 의미합니다. 따라서 생명을 보양한다는 뜻으로, 질병을 예방하고 체력을 증강시켜 조쇠(早衰), 조로(早老)를 방지하고, 정력(精力)을 충실하게 하는 것에 그 목적이 있습니다. 구체적인 양생법은 심리, 음식, 기거, 환경, 운동, 시진(時辰 계절, 낮밤), 방사(房事 성생활), 기공(氣功), 안마(按摩) 등 여러 방면인데, 가장 중요한 것이 '심리양생'입니다. 인간의 모든 생명활동을 주관하고 통제하는 주체가 바로 정신이기 때문이죠.

심리양생의 기본방법은 첫째, 입지양덕(立志養德)입니다. '입지'란 뜻을 세우는 것인데, 건강한 심리, 고상한 이상, 도덕적 정조, 자신감 및 의지를 가져야 합니다. '양덕'은 덕을 기르는 것으로 도덕수양, 양성(養性)이라고 하죠. 둘째, 청심과욕(淸心寡慾)입니다. 마음을 맑게 하고 욕심을 적게 한다는 것이죠. 셋째, 양신창지(養神暢志)입니다. 정신을 기르고 뜻을 화창하게 한다는 뜻인데, 마음을 공명정대하게 갖고 얼굴을 온화하게 하며, 잡념을 배제하고 번뇌와 걱정을 없애며 정신을 평안하게 유지해야 합니다. 명상법이나 호흡법이 여기에서 나온 것이죠. 선비들이 건강하게 장수할 수 있는 수많은 비법을 모은 퇴계 선생의 『활인심방(活人心方)』에서도 가장 강조된 것이 '마음 다스리기'입니다. 인간이 걸리는 병의 뿌리는 마음에서 비롯되기 때문이죠.

누구나 자신에게 적합한 양생법을 꾸준히 실천한다면 질병이 생겨서 의사나 한의사를 찾는 일이 없게, 질병이 오기 전에 예방할 수 있을 것입니다. 자신의 체질을 알고 음식의 성미와 약효를 알아서 체질에 맞게 섭취하는 것이 기본입니다. 그러면 국민 건강이 증진되고 의료비 지출이 줄어들 것입니다.

남성들에게 활력을 얻는 방법을 제시하여 건강 장수의 길로 가는 데 도움이 될 『남성보감』은 2011년 가을부터 2014년 봄까지 MBC 라디오 〈건강한 아침〉의 '역사 속의 건강법'에서 방송했던 내용과 2014년 봄부터 2015년 겨울까지 조선일보닷컴 프리미엄조선의 '정지천의 명인들 건강장수비결'에 연재했던 내용 중 특히 남성 건강에 도움을 주는 양생법을 중심으로 엮었습니다.

끝으로 부족함이 많은 원고를 책으로 펴내 주신 토트출판사의 김영범 대표님과 직원들께 감사드리며, 교정을 보아준 일산한방병원 내과 전공의 선생님들 그리고 격려해주신 많은 분들께 고마움을 전합니다. 아울러 이 책이 활력을 얻고 싶어 하는 많은 분께 도움이 되기를 바라는 마음 간절합니다.

2016년 봄

東岳 연구실에서 鄭智天

| 차례 |

머리말   4

1장 왕성한 체력과
     정력을 타고난 인물들

영조대왕, 장수의 비결은 왕성한 신장의 정기   16

신장이 강한 남성의 외형적 특징 | 소식과 잡곡밥 중심의 음식 양생법
하반신 관절 건강 지켜준 송절주 | 규칙적인 식사와 걷기 운동
산삼의 정기를 간직한 보약 | 꾸준한 성생활로 갱년기 질환 예방
정해진 횟수 두 배에 이르는 정기진찰 | 노화 지연시키는 건강한 생활습관

중봉 조헌은 조선 최고의 면역력 갖춘 무쇠 사나이   24

돌림병도 침범하지 못한 강한 정기 | 신장의 힘 보강하는 것이 남성을 지키는 길
규칙적인 생활과 운동 양생법 | 정신 양생법 철저히 지킨 마음 건강의 달인
400년 전통의 보양식으로 부상한 양탕 | 동물의 특정 부위가 사람의 같은 부위에 효과가 있을까?

농암 이현보, 조선 최고 장수 집안의 청백리   31

검붉은 얼굴에 무성한 수염이 보여주는 강한 정기 | 앉아서 책만 읽는 사람에게 운동이 미치는 영향
당쟁 피해 지방관 자처한 것이 건강에 기여 | 모두가 아쉬워할 때 은퇴한 욕심 없는 삶

표암 강세황, 장수 유전자 대물림한 가문의 예인   37

3대가 기로소에 입사한 예술가의 장수 혈맥
64세 아버지에게서 태어났으나 79세까지 장수한 천재 예술가
몰락한 양반의 궁핍한 생활 속에서 지켜낸 예술혼
61세에 벼슬 시작해 20년간 출세가도 | 타고난 체력과 강인한 의지가 표암의 장수비결
명승지 유람하며 산수화 그린 것이 운동으로 작용

두일당 목첨, 샘솟듯 솟아나는 '기'의 소유자   45

종2품 신분으로 기로소에 들어간 뛰어난 인품
나이 무색케 하는 불굴의 정신력은 강한 기의 소산
선비들에겐『의학입문』과 약장이 필수품 | 글공부에 매진한 선비들의 양생 비결

2장 활력과 장수의 양생법을 찾은 인물들

다산 정약용의 남성갱년기 극복 비결   52

40세 이후 모든 남자에게 생길 수 있는 일 | 꾸준한 허리운동과 걷기로 면역력 강화
적당한 육식과 영양 보충으로 중년 성기능 유지 | 청상과부를 소실로 맞아 적당한 성생활

교산 허균, 본능이 이끄는 삶을 산 불세출의 천재   58

미식에도 사치는 금물이다 | 중풍, 통풍 예방에 특효라는 방풍
남의 이목을 생각지 않는 정욕 발산 | 활발한 성생활이 주는 유익함

교산 허균의 '임노인 양생설'에서 엿보는 절대동안 방술   63

113세 나이에 50대 동안의 임노인 | 생활 속에서 정, 기, 신을 보한 임노인
삽주 뿌리는 불로장수의 선약 | 성욕이 감퇴되기 시작한 사람에게 좋은 황정
신장을 보해서 노화를 예방하는 황정

고산 윤선도, 대를 이어 전해오는 노화 억제 비책   70

마음의 힘을 키워준 적선의 힘 | 귀양살이를 이겨낸 고산의 의술
시와 음악으로 마음을 다스리는 지혜 | 고산의 증손자 윤두서가 요절한 것은 슬픔 때문
고산 집안의 특별한 건강식품은 비자 | 비자 대신 쓸 수 있는 노화 억제 식품

소재 노수신, 19년 귀양살이에서 복귀해 영의정에 올라   79

유배의 즐거움을 찾아낸 느긋한 심성 | 독서와 학문에 몰입하는 것도 힘이 된다
지극한 효심도 건강 장수의 비결 | 군주의 기관, 심장을 중시한 양생법
노수신의 음식 양생법 실천하기 | 체질에 따라 달라지는 숙취 해소법
생활 속에서 실천할 수 있는 건강습관

3장 절제와 금욕으로
심신을 단련한 인물들

성호 이익, 소식과 콩으로 병약한 몸을 지킨 명인   92

가난 때문에 시작된 소식 덕에 건강 유지 | 청백리가 장수하는 공통된 이유
가장 효율적인 노화 방지책은 소식 | 소식하는 사람들에게 꼭 필요한 식품은 콩
해독 효과 우수해 한약재로 활용되는 콩
운동부족으로 결리고 저릴 때는 콩나물국이 특효 | 해독과 성인병 예방에 좋은 된장

연암 박지원에게 배우는 열이 많고 강직한 사람의 양생법   102

충분한 휴식으로 생활의 완급 조절 | 검소하고 청빈한 가풍이 대사증후군과 성인병 예방
강직하고 열이 많은 사람의 양생법 | 벗이나 배우자와의 이별도 병이 된다
나이 들수록 찬 기운 피하고 잠을 늘려야

우암 송시열, 검소하고 바른 생활로 건강장수   108

날마다 100리 길을 걸으며 다진 체력 | 관직에 오래 머물지 않고 재야의 자유를 즐긴 우암
가난 속의 편안함을 즐기는 절제의 미덕 | 신장과 간장의 음기를 보충해주는 구기자

추사 김정희, 노년의 귀양살이를 이겨낸 비결　115

급격한 주거환경 변화가 남긴 병 ｜ 고단한 귀양살이를 버티게 해준 것들
30년 우정, 초의선사가 직접 만든 녹차 ｜ 전립선암과 성인병 예방에 도움 되는 녹차
녹차 대신 귤피차, 생강차로 노화 방지 ｜ 나이 들면 흔히 나타나는 피부 가려움증
눈병으로 고생하며 쓴 안질조치대법 ｜ 눈에 낀 백태를 가셔주는 전복껍질
기호식품이면서 중년의 상비약이 되는 식품들
천하의 산삼, 홍삼이라도 체질과 상태에 따라 달리 사용

소총 홍유손, 단학 수련으로 조선 최장수 기록　128

단학 수련으로 70대 후반에도 40대 몸 유지 ｜ 재주는 제갈공명 같고 행동이 동방삭 같았다
몸과 마음을 조절해 혈기를 보하는 양생법 ｜ 김시습에게 전수받은 단학 수련법
혈기 보하는 마음 수련 강조한 예방의학 ｜ 국화 같은 대기만성 양생법이 장수의 비결

기천 윤경, 94세까지 관직을 수행한 기로소의 최고령 멤버　137

60년 넘게 관직 수행한 몸과 마음의 건강
충효 실천하며 검소하게 산 것이 98세 장수 비결

방촌 황희, 관용의 정신 지키며 담백한 삶 추구　140

관용과 포용의 정신이 마음의 병 예방 ｜ 소신과 원칙을 지킨 것이 장수비결
기름진 음식 피하며 청백리의 삶 추구

4장　과로해서 힘든 삶을 보낸 인물들

세종대왕이 30세부터 당뇨병으로 고생한 이유　146

고기 좋아하는 대식가 위협하는 당뇨병 ｜ 당뇨병의 증상과 합병증
당뇨병 때문에 악화된 눈병 ｜ 왕가에 전해지는 당뇨병 비책
당뇨병 환자가 꼭 알아야 할 식이요법 ｜ 눈 건강 지키는 손쉬운 지압과 음식

세종대왕의 임질은 성병이 아니라 전립선염   153

임증과 임질은 서로 다른 병이다 | 격무에 시달리면서도 22명의 자녀를 둔 세종
남성건강 위협하는 전립선염의 증상과 예방

정조대왕, 과로와 스트레스로 인한 왕의 직업병   158

후세에 남겨진 업적만큼이나 높이 쌓인 과로 | 하루 종일 담배를 손에서 놓지 않은 골초
중년 이후 발기부전의 주범은 담배 | 종기가 패혈증으로 악화되는 과정
정조를 죽음에 이르게 한 왕의 직업병 | 걷기 운동으로 만드는 남자의 생존 체력

퇴계 이황, 생명력 고양하는 '활인심방'으로 체질 극복   165

창증과 담증에 시달리면서도 장수한 비결 | 활인심방으로 특이체질과 스트레스 조절
500년이 지난 지금도 유효한 중화탕과 화기환 | 퇴계 건강 관리법의 핵심, 도인법
질병을 예방하고 치료하는 소리기공법 | 활인심방 보양식 여덟 중 셋이 마 음식
정액 양 늘리고 음경 발기 돕는 산약

5장 문란한 생활과 탐욕으로 화를 부른 인물들

철종 임금, 주색에 빠져 방로상으로 요절한 불운아   178

까다로운 법도와 업무과다로 인한 스트레스 | 사랑하는 여인을 잃은 슬픔과 외로움
과도한 성생활이 원인이 되는 방로상 | 주색이 과하면 후사가 부실하다

연산군이 조선 팔도에서 찾은 정력제   182

정력제 구하는 데 온 백성을 동원한 연산군 | 잠자리, 베짱이, 메뚜기는 정말로 정력제일까
연산군이 선택한 최고의 정력제는 노루 생식기 | 최음제와 과도한 성교가 몸에 미치는 영향

홍국영과 연산군, 고려 충혜왕은 탈영실정으로 요절   187

정신적 충격과 갈등 때문에 나타나는 탈영
건장한 청년을 죽음으로 몰아가는 탈영의 무서운 증상
갑작스런 파산이나 실직 때문에 발병하는 실정
연산군의 요절은 과도한 성생활과 음주로 인한 실정 때문
연산군을 능가하는 고려 충혜왕의 문란한 생활
탈영실정의 치료약은 모든 것을 내려놓는 마음

조선 내시들에 대해 궁금한 몇 가지   194

남성호르몬이 남자들을 죽이는 걸까? | 거세된 남성에게 나타나는 신체 변화
궁중에서 섹스 스캔들을 일으킨 내시 | 남성호르몬 불균형이 남성 갱년기장애 초래
남성호르몬이 수명에 미치는 영향 | 남성호르몬 만들어주는 건강식품
장수한 일부 내시들의 양생법

부록

남성 원기 보충하고 활력 더해주는 한약과 약차   206

공진단(拱辰丹)
경옥고(瓊玉膏)
쌍화탕(雙和湯)
제호탕(醍醐湯)
생맥산(生脈散)
구선왕도고(九仙王道糕)

정력 강화에 도움 되는 특별한 제사음식   224

문어(文魚)
홍어(洪魚)
돔베기

1장

왕성한 체력과
정력을 타고난
인물들

영조대왕, 장수의 비결은
왕성한 신장의 정기

　조선의 임금 중에서 가장 장수했던 사람은 영조대왕이다. 지금으로부터 250~300년 전에 83세까지 장수했으니 요즘 나이로 환산하면 100세를 넘긴 셈이다. 조선 왕들의 평균수명이 47세이고, 60세를 넘긴 경우가 여섯 명뿐이라는 사실에 비추어보면 더욱 놀라운 일이다.

　영조의 건강 장수 첫 번째 비결은 부모로부터 물려받은 유전자다. 어머니 숙빈 최씨는 매우 건강한 여인이었고, 부친이었던 숙종도 당시로서는 장수인 60세까지 살았으니 건강 체질이라고 할 수 있다. 이런 경우를 '선천 품부가 강하다'고 한다. 선천 품부는 태어날 때 부모로부터 물려받는 것으로 건강, 장수의 기본적인 조건이 되는데, 근본 기운이 바로 '신장의 정기'다.

　한의학에서 신장은 콩팥뿐만 아니라 비뇨생식기 전부와 성 호르몬을 비롯한 각종 호르몬을 모두 합한 개념으로 방광, 생식기, 뇌, 허리, 뼈, 치아, 귀, 머리카락까지 신장의 정기를 받아야만 정상적인 기능을 유지하는 '신장 계통'에 속하는 것으로 본다. 머리가 총명한 것도, 뼈대가 튼튼한 것도 실은 신장의 정기가 충만하기 때문이다. 신장의 기가 왕성하면 생장, 발육이 왕성하고 신체가 건장해지고 성기능도 좋은 반면, 신장 기운이 쇠퇴하면 기력이 쇠약해지고 정력이 감퇴하며 뇌졸중, 치매, 당뇨병, 골다공증 등의 성인병에 걸리게 된다. 또한 노화의 주된 원인이 신장의 정기 허약이므로 신장의 정기가 강해야 장수할 수 있다.

신장이 강한 남성의 외형적 특징

영조의 신장이 강하다는 증거는 수염을 보면 알 수 있는데, 역대 임금 가운데 가장 풍성한 수염을 자랑했다. 수염과 머리카락은 신장의 정기를 받는 곳이다. 영조는 신장의 정기를 공급받는 두뇌가 매우 총명했기에 독서와 창작 활동을 통해 글씨나 시, 산문 등을 수천 권 넘게 남길 정도로 학문의 경지가 높았고 특히 기억력이 뛰어났다.

70세가 넘어서까지 성생활을 할 수 있었다는 점도 중요하다. 이는 신장의 정기가 강하지 않고는 불가능한 일이다. 신장이 성 호르몬과 성기를 포함하고 있기 때문에, 신장의 양기와 음기가 정력의 바탕이 되기 때문이다. 최고의 정력제로 알려져 있는 '해구신(海狗腎)'이 바로 물개의 성기를 가리킨다.

정력을 강화하는 주된 방법은 신장을 보강하는 것으로서, 스테미

너 식품이라고 알려진 것은 대부분 신장에 작용하는 것이다.

소식과 잡곡밥 중심의 음식 양생법

영조는 평소 소식을 했으며, 특히 기름진 음식을 적게 먹었다. 전통적으로 조선의 왕과 왕비들은 천재지변이나 흉년이 들면 반찬 수를 줄이거나 낡은 옷을 입는 등 백성과 아픔을 같이하려고 했다. 영조도 가뭄이 들면 하루 다섯 번 먹던 수라를 세 번으로 줄이고 반찬 수도 반으로 줄였으며, 심지어 간장만으로 수라를 받기도 했다고 한다. 기름진 음식을 적게 먹고 소식을 한 것이 장수하는 데 큰 도움이 되었을 것으로 보인다.

또한 영조는 현미, 잡곡 같은 거친 음식을 즐겼다. 쌀이 귀한 시대에도 왕은 당연히 쌀밥을 먹었지만 영조는 백성을 사랑하는 마음으로 그들과 같은 잡곡밥을 먹었다. 그것이 결과적으로 당뇨병, 고혈압 등을 예방하는 데 도움이 되었던 것이다.

하반신 관절 건강 지켜준 송절주

조선시대에는 술의 원료가 되는 쌀이 부족했기 때문에 '금주령'이 자주 내려졌는데, 역대 임금 중에서 가장 강력한 금주령을 시행했던 왕이 바로 영조다. 영조의 금주령이 얼마나 엄격했나 하면 금주령을 어기고 술을 만들어 팔거나 마시는 사람을 잡아오지 못하는 신하는 벼슬에서 쫓아내거나 귀양을 보냈을 정도다. 심지어 집안 잔치 때문에 술을 만들었던 종2품, 요즘의 차관급 신하의 목을 베서 성문에 내걸었다는 기록도 있다.

영조는 술을 어느 정도 마시기는 했지만 금주령 때는 술 대신 생강차를 마셨고, 종묘에 술을 올릴 때도 감주로 대신했다고 한다. 술을 적게 마신 것도 건강을 지킨 비결의 하나라고 할 수 있다.

금주령 기간에 영조는 '송절차(松節茶)'를 즐겨 마셨는데, 실은 차가 아니라 술, '송절주(松節酒)'였다고 한다. 왜냐하면 영조는 하반신 관절이 약했기에 송절주가 효과적이었기 때문이다. '송절(松節)'은 소나무의 가지가 갈라지는 마디를 가리키는 것으로 사람의 가지에 해당되는 팔과 다리의 병에 효과적이다. 뼈마디에 있는 풍기와 습기를 물리치고 근육을 풀어주기 때문에 팔다리가 저리고 아프며 시큰거리거나 관절을 굽히고 펴기 어려운 병증에 효과가 있다.

규칙적인 식사와 걷기 운동

영조는 평소 늦게까지 회의를 하다가도 식사시간이 되면 중단하고 제 때 끼니를 챙겨 먹었다고 한다. 규칙적인 식사를 하는 것은 건강을 지키는 데 기본이다. 또한 사형을 판결하고 나면 꼭 손을 씻어서 찜찜한 마음을 털어버리려 했다고 하는데, 나름대로 스트레스를 바로바로 해소하면서 생활한 것으로 보인다.

아울러 백성들의 삶을 직접 보고 들으려고 부지런히 궁궐 밖으로 미행을 다녔다. 미행 횟수만 500회가 넘는데, 걷는 시간이 늘어나면서 저절로 운동이 되었던 것이다.

산삼의 정기를 간직한 보약

영조는 자신의 건강과 장수의 비결을 '인삼의 정기'라고 생각했다고 한다. 특히 72세 때 1년간 20여 근을 비롯하여 59세부터 73세까지 복용한 인삼이 100근을 넘었을 정도로 자주 복용했다. 물론 이 인삼은 요즘의 산삼이다.

그런데 인삼, 홍삼은 약효가 매우 뛰어나지만 체질에 맞지 않으면 오히려 해가 된다. 또한 사람은 기와 혈, 그리고 음과 양이 균형과 조화를 이루어야 하는데, 인삼 한 가지만 복용하면 기와 양만 강해지기 때문에 병증을 일으킬 수 있다. 그래서 인삼에 다른 약재를 배합하여 복용하는 것이 좋은데, 영조는 인삼에 귤껍질을 넣은 '삼귤차(蔘橘茶)', 인삼에 복령(소나무 뿌리에 기생하는 균체 덩어리)이라는 한약재를 넣은 '삼령차(蔘苓茶)'를 즐겨 마셨다.

한약도 대부분 인삼이 들어간 것으로 복용했다. 내의원에서 영조에게 자주 올린 처방이 '건공탕(建功湯)'인데, 원래 이름이 '이중탕(理中湯)'이다. 영조가 65세 때 이중탕을 자주 복용하고 건강을 회복하게 되자 나라를 위해 공을 세웠다는 의미로 '이중건공탕(理中建功湯)'이란 이름을 하사한 것을 줄여서 건공탕이라고 부른 것이다. 영조는 자신이 80세 넘도록 살 수 있었던 것은 건공탕 덕분이라고 얘기했을 정도로 거의 하루도 빠짐없이 건공탕을 복용했다. 인삼을 비롯하여 백출, 건강(말린 생강), 감초로 구성된 처방이다.

꾸준한 성생활로 갱년기 질환 예방

영조는 64세에 왕비를 사별하고 삼년상이 끝나자 66세에 만 14세 된 중전을 맞이했는데, 이 결혼도 건강 장수에 도움이 되었던 것으로 여겨진다. 영조는 칠십이 가까운 나이에도 여러 명의 후궁을 장악하고 있었는데, 새 중전이 궁궐에 들어온 뒤로는 어린 중전에게 빠져 후궁들의 처소에 발길을 딱 끊었다고 한다.

영조는 이후 17년이나 더 살아서 83세까지 장수했다. 영조가 노년기에도 성생활을 꾸준히 한 것은 건강과 장수에 도움이 되었으면 되었지 해가 되지는 않은 것으로 볼 수 있다. 실제로 활발한 성생활을 통해 스트레스 완화, 면역 기능 증강, 통증 완화, 체중 감소, 질병(고혈압, 중풍, 심장병, 골다공증, 전립선질환, 우울증, 요실금, 갱년기장애 등) 예방 및 노화 방지 등의 효과를 얻을 수 있다는 것이 밝혀져 있다.

물론 성생활도 무시로 자주 하는 것은 해로운데, 영조가 평소 철저하게 건강관리를 했던 것을 미루어 보면 성생활에도 분명 절제가 있었을 것으로 짐작할 수 있다.

정해진 횟수 두 배에 이르는 정기진찰

조선의 왕들은 정기적으로 진찰을 받게 되어 있는데, 왕의 비서실에 해당되는 승정원의 업무지침서인 '은대조례'에 공식 규정이 있다. '문안진후(問安診候)'라고 해서, 닷새마다 한 번씩 승지가 내의원의 의원과 함께 왕의 처소를 찾아뵙고 문안드리는 자리에서 왕의 건강상태를 세밀하게 점검했다. 한의학의 종합 진찰인 '망문문절(望聞問切)'의 사진(四診)을 모두 했던 것이다.

망진(望診)은 눈으로 보는 진찰로서 얼굴을 비롯하여 눈, 코, 귀, 손톱, 혀도 포함된다. 문진(聞診)은 말소리, 숨소리, 기침 소리 등을 듣고 환자 특유의 냄새를 맡는다. 문진(問診)은 병자나 보호자로부터 질병과 관계있는 사항을 아주 자세히 묻는 것으로 가장 중요한 진찰이다. 절진(切診)은 세 가지로 나눠지는데, 맥을 짚어보는 맥진(脈診), 피부와 통증부위 등을 직접 만져보는 촉진(觸診), 두드려보는 타진(打診)이다. 물론 어의는 진찰에 앞서 이미 왕이 드신 음식과 대소변 상태를 파악하고 있었다.

정기 진찰이 닷새에 한 번이면 한 달에 여섯 번이다. 그런데 이것이 귀찮다고 자주 거른 왕들은 30대, 혹은 40대의 나이에 승하한 반면, 기본의 두 배 가까이 되는 월 평균 11.7회나 진찰을 받았던 영조는 장수했다. 건강에 대해 지나치게 조심하고 염려하는 것도 좋지 않지만 너무 방심하는 것은 더욱 나쁘다는 것을 기억해야 한다.

노화 지연시키는 건강한 생활습관

영조의 일생을 보면 부모로부터 건강한 체질을 물려받았을 뿐 아니라 건강을 유지하고 노화를 억제하는 비결을 실천했다는 것을 알 수 있다. 소식하고 술을 절제하며 운동이 될 만큼 활동하면서 건강관리에 힘썼던 것이다. 게다가 늘 주치의들의 진찰을 받고 조언을 들으면서 좋은 한약도 꾸준히 복용했기에 당시로서는 탁월하게 장수할 수 있었던 것이다.

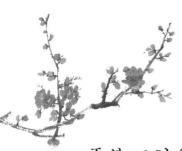

중봉 조헌은 조선 최고의 면역력 갖춘 무쇠 사나이

조선시대에는 염병(染病)이 창궐하여 많은 사람이 목숨을 잃는 일이 자주 있었다. 염병은 요즘의 급성 전염병이다. 그런데 염병이 극심한 지역에서도 염병에 걸리지 않은 사람이 있었다. 바로 중봉 조헌이다. 조헌은 율곡 이이의 문하에서 가장 뛰어난 학자로 손꼽히는 인물로, 24세에 과거에 급제했다. 임진왜란이 일어나자 옥천에서 의병을 일으켜 청주성을 수복했고, 전라도로 진격하는 왜군을 막기 위해 금산에서 불과 700명의 의병으로 대규모의 왜병과 싸우다 모두 전사하여 칠백의총을 남겼다. 이때 그의 나이 49세로, 전사하지 않았다면 적어도 80세까지는 장수했을 정도로 건강하고 면역력이 강했다.

돌림병도 침범하지 못한 강한 정기

조헌은 46세 때 선조 임금에게 상소를 올렸다가 함경도 길주로 유배를 갔다. 옥천에서 길주까지 2천여 리의 길을 걸어가느라 발이 부르트고 피가 흘렀으나 조금도 의기가 꺾이지 않았다고 한다. 이를 본 춘천부사가 감탄하여 그를 가리켜 '철한(鐵漢 무쇠 같은 사나이)'이라고 불렀다고 한다.

유배지에 이르렀을 때 근처에는 염병이 크게 번져서 10명 중에 7~8명이나 죽었는데, 귀양지에 따라온 조헌의 아들은 염병에 걸렸다가 겨우 죽음을 면했지만 조헌의 아우는 죽고 말았다. 조헌은 아우의 병간호부터 염습까지를 모두 직접 하고 아침저녁으로 널을 어루만지며 지극히 애통해 하였지만 자신은 아무 탈이 없었다고 한다. 사람들은 이것을 보고 정기(正氣)가 강하면 요사스러운 기운이 침범하지 못한다고들 했다는 얘기가 전해진다.

신장의 힘 보강하는 것이 남성을 지키는 길

한의학에서 질병을 일으키는 나쁜 기운을 '사기(邪氣)'라고 하는데, 요즘의 병균, 바이러스에 해당한다. 몸에 사기가 들어오면 맞서 싸우는 '위기(衛氣)'가 바로 면역력이라고 볼 수 있다. 그런데 위기도 정기(正氣) 중의 하나다. 그러니 사기가 침범하는 곳은 반드시 정기가 허약한 상태에 있기 때문이고, 허약하지 않은 상태에서는 사기만으로 발병될 수 없는 것이다. 여러 원인에 의해 정기가 허약해지면 밖으로부터 사기가 쉽게 침입할 수 있고 또한 몸속에서 습(濕), 담(痰), 열(熱),

어혈(瘀血) 등의 사기가 생겨나서 온갖 질병을 일으키는 것이다. 반면에 정기가 충실하면 어떤 사기라도 방지할 수 있거나 싸워서 이길 수 있으므로 역병에 걸리지 않는다.

한의학에서 면역 기능과 관계있는 장기는 폐(肺), 비(脾), 신(腎)이다. 폐, 비, 신이 허약해지면 면역 기능이 떨어지게 된다. 그중에서도 특히 선천의 근본인 신장이 중심인데, 신장의 정기를 보충하는 약과 음식이 면역기능을 증가시켜 준다. 신장이 허약해지면 노화도 빨리 진행된다.

조헌은 선천적으로 강한 정기를 타고났다. 증조부가 정3품의 무관직인 어모장군을 지냈을 정도로 집안 자체가 무인 기품을 지녔으니 강골을 물려받았다. 조헌의 초상화를 보면 수염이 매우 덥수룩하게 그려져 있는 것을 볼 수 있는데, 수염은 신장의 정기를 반영하는 곳이다. 수염이 왕성하다는 것은 그만큼 신장의 정기가 강하다는 것을 의미한다.

규칙적인 생활과 운동 양생법

조헌은 평소 '양생법(養生法)'을 잘 지킨 것으로 전해진다. 양생법이란 무병장수를 위한 생활건강법인데, 범위가 매우 넓다. 크게 나누어 보면 음식, 운동, 정신, 방사(성생활), 기거(수면, 휴식, 노동), 환경, 계절, 기공 양생법 등이 있다.

조헌은 평소 규칙적인 생활을 한 것은 기본이고, 집이 가난했던 탓에 손수 농사를 지어 운동량이 많았다. 논밭에 나가 일할 때는 밭두둑에 책걸이를 만들어 책을 얹어 놓고 틈나는 대로 글을 읽었고, 부모님의 방에 불을 지필 때는 그 불빛으로 글을 읽었다고 한다. 그야말로 주경야독이었던 것이다. 게다가 농한기인 겨울에는 멀리 떨어진 글방에 공부를 하러 다녔다. 추운 날씨에도 옷과 신발이 다 해진 상태로 매서운 눈보라를 무릅쓰고 하루도 쉬지 않고 걸어 다녔던 것이다. 그러니 저절로 운동이 되어 체력 단련이 되고 다리가 튼튼해져 정기가 길러졌던 것이다.

정신 양생법 철저히 지킨 마음 건강의 달인

조헌은 의지와 끈기가 강하고 정신 양생법도 잘 지켰다. 그는 당대의 뛰어난 학자였던 우계 성혼, 율곡 이이로부터 성리학과 경세론을 배웠다. 또한 『토정비결』의 저자로 알려져 있는 토정 이지함을 스승으로 모시고 유유자적하는 삶을 배웠다. 그러니 자신의 마음을 잘 다스릴 수 있는 '마음 건강의 달인'이었다고 할 수 있다. 그랬기에 면역력이 강해서 염병이 들어오지 못했던 것이다.

조헌의 벼슬살이는 임명과 파직을 밥 먹듯이 했을 정도로 순탄치 못했다. 나라의 기강과 시책을 바로잡고자 수도 없이 상소를 올리는 바람에 벼슬자리에서 쫓겨나거나 귀양을 가거나 혹은 스스로 벼슬을 내던졌던 것이다. 그렇지만 조헌은 의지와 끈기가 엄청났기에 상심하지 않고 의연할 수 있었다. 특히 46세 때는 '지부상소(持斧上疏)'를 올렸는데, 이는 자신의 결연한 의지를 표시하기 위해 작은 도끼를 들고 가서 올리는 상소를 가리킨다. 그 바람에 왕의 노여움을 사서 함경도 길주로 유배를 가게 된다.

400년 전통의 보양식으로 부상한 양탕

조헌의 집안은 아주 가난했기에 별다른 보양식이나 보약이 있을 리는 만무한데, 대를 이어 내려오는 보양식이 하나 있었다. 율곡 이이가 세상을 떠나자 조헌은 관직에서 물러나 옥천군 안읍 밤티의 궁벽한 산골로 들어가 '후율정사(後栗精舍)'를 짓고 제자 양성과 학문을 닦는 데 정진했다.

학문에만 몰두하는 제자들의 건강을 염려한 조헌이 제자들에게 보양식을 먹이려고 했는데 여유가 없다보니 좋은 식재료를 사용할 수 없었다. 그래서 푸줏간에 가서 당시에는 별로 먹지 않던 소의 위장을 아주 싼 값에 사다 끓였다. 그것이 바로 '양탕(膵湯)'인데, 요즘의 양곰탕이다. 그 후 조헌의 집안에서는 본격적인 농사철로 접어들 때, 체력 보강을 위해 큼직한 무쇠 솥에 양탕과 양죽을 끓여 온 식구가 먹었다고 한다. 400년 넘게 전해 내려오는 전통음식이다.

'양(膵)'이란 소의 위장으로, 요즘은 상당히 비싼 식재료다. 소는 위장이 네 개로 구성되어 있어서 먹은 것을 차례로 옮겨가며 되새김질을 하는데, 그중에서 첫째와 둘째 위장이 바로 '양'이다. 첫 번째 위장의 맨 위쪽 두툼한 부위를 '양깃머리'라고 하는데, 소 한 마리를 잡아도 기껏 수백 그램밖에 나오지 않아 가장 귀한 부위다. 양깃머리는 냄새가 나지 않고 부드러워 구이로 많이 먹는다. 양깃머리 아래에 붙은 얇은 부위는 보통 양곰탕 재료로 사용한다. 두 번째 위는 벌집 모양처럼 주름이 있어 '벌집양'이라고 부른다. 이를 뒤집어 놓으면 마치 검은 수건처럼 생겼지만 먹어보면 맛이 좋다. 벌집양은 이탈리아, 중국 등지에서도 요리 재료로 사용하는데, 육질이 매우 질기기 때문에 우리나라에선 오랜 시간 가열해서 양곰탕으로 먹는다. 세 번째 위가 천엽이고, 네 번째 위가 '막창' 또는 '홍창'이라고 부르는 부위다.

동물의 특정 부위가 사람의 같은 부위에 효과가 있을까?

동물은 부위에 따라 사람의 같은 부위에 효과를 나타내는 경우가 많은데, 그것을 '이유보류(以類補類)', 혹은 '동기상구(同氣相求)'라고 한다. 동물의 간이나 쓸개가 사람의 간장이나 담낭 질환의 치료에 좋다는 것은 널리 알려져 있고, 세종대왕이 수탉의 고환을 먹은 것이나 연산군이 백마의 음경을 먹은 것은 동물의 생식기가 성기능 향상에 도움이 되기 때문이다. 물개의 생식기인 해구신도 마찬가지다. 닭의 모이주머니인 '계내금(鷄內金)'은 닭이 먹어치우는 모이를 무엇이든 삭여내기에 한방 소화제로 활용되어 왔다.

육류 중에서 소고기는 비위장을 보하는 효능이 있는데, 그 중에서도 위장인 '양'은 사람의 비위장을 보익하는 작용이 더욱 강하다. 그래서 '양'은 비위장이 제 기능을 잃어 소화가 잘 되지 않고 속이 더부룩하거나 체한 '식적(食積 음식을 먹은 것이 내려가지 않고 응어리가 맺혀 있는 것)'을 치료한다. 그러므로 체질적으로 소화 기능이 약하거나 병을 오래 앓은 뒤에 소화력이 약해졌을 때 체력 보강에 아주 좋다.

농암 이현보,
조선 최고 장수 집안의 청백리

조선시대에 대대로 장수한 명문 집안을 얘기하자면 영천이씨 농암 이현보가 단연 으뜸이다. 89세까지 장수한 농암을 비롯하여 부친 98세, 모친 85세, 숙부 99세, 조부 84세, 조모 77세, 증조부 76세, 고조부 84세를 누렸다. 그리고 아우 현우 91세, 현준 86세, 아들 문량 84세, 희량 65세, 중량 79세, 계량 83세, 윤량 74세, 숙량 74세 등 집안 전체가 엄청난 장수를 누렸다. 고조부가 고려 말 조선 초의 인물이니 대략 1300~1600년의 300년 사이에 그만한 장수를 이어왔다는 것은 대단한 일이 아닐 수 없다.

검붉은 얼굴에 무성한 수염이 보여주는 강한 정기

농암은 선천적으로 강한 정기를 타고났다. 고조부, 증조부, 조부, 부친 모두 장수했으니 요즘 말로 '장수 유전자'를 물려받은 것이다.

뼈대가 강한 튼튼한 체격도 물려받은 것으로 여겨지는데, 한의학적으로 보면 신장의 정기를 잘 물려받은 것이다.

농암의 외모를 표현한 기록이 있는데, 어떤 벼슬아치가 농암을 무고하기를 "전날에 철면을 쓰고 수염이 길게 난 자가 바로 큰 죄인인데 누구인지 이름을 몰랐더니 그가 바로 이현보다"라고 했다. 농암이 수염이 많고 얼굴이 검붉었다는 얘기다. 수염은 신장의 정기를 반영하므로 수염이 왕성하다는 것은 신장의 정기가 강하다는 것을 의미한다.

그렇다면 농암의 검붉은 얼굴에서 유추할 수 있는 것은 무엇일까. 우리나라 사람들의 일반적인 건강한 얼굴색은 붉고 누런빛이 은은하게 보이면서 윤기가 있고 광택이 나는 것이다. 그래야 기(氣)와 혈(血)이 화평(和平)하고 정기가 충분한 것이 밖으로 드러난 상태인 것으로 본다. 흔히 얼굴색이 검으면 건강에 문제가 있는 것으로 여긴다. 하지만 농암의 경우는 조금 다르게 보인다.

한의학에서 얼굴색은 '주색(主色)'과 '객색(客色)'이 있다. 주색은 태어나면서부터 가지는 얼굴색으로 평생 불변하는 것이고, 객색은 계절과 기후에 의해 수시로 변화하는 얼굴색이다. 만약 얼굴색이 검붉게 변한 것이라면 질병에 걸렸을 가능성이 많지만 원래 검붉다면 건강한 것으로 볼 수 있다. 물론 검붉은 색이라도 어둡고 윤기가 없으면 병적이지만 밝고 윤기가 있으면 좋은 상태다. 농암은 타고난 얼굴색이 검붉으면서 윤기가 있는 것으로 여겨진다.

농암이 사헌부에 근무하던 시절 동료들이 그를 '소주도병(燒酒陶瓶)'이라는 별명으로 불렀다 한다. 겉모습은 질그릇 병처럼 검고 투박하지만 내면은 소주처럼 맑고 엄격하다는 의미다. 얼굴색이 거무튀튀하지만 성품이 좋다는 것을 칭찬하는 별명이었던 것이다.

앉아서 책만 읽는 사람에게 운동이 미치는 영향

농암은 어릴 때 놀기를 좋아했고, 성품이 호탕하여 사냥을 즐겨 해서 학문에는 그다지 흥미가 없었다고 한다. 19세에 향교에 들어가고, 20세에 홍귀달의 문하에서 수학하며 경전을 배우면서 크게 깨달은 바 있어 학문에 힘을 쏟았다고 하는데, 과거 급제가 늦은 편이다. 소과에 합격한 것이 29세, 대과 급제는 32세 때였는데, 그것도 33명 중에 30등으로 붙었다.

당시 공부 좀 했다는 선비들은 20대 초반에 소과에 급제하고 20대 중후반에 대과에 급제했다. 그런데 너무 학문에 몰두하는 바람에 건강을 해친 선비들이 많았다. 퇴계 이황이 대표적인 경우다. 먹고 자는 것도 잊고 글공부에 전념해서 몸이 상하는 바람에 건강이 나빠진 퇴계 이황은 관직 생활 중에 질병 때문에 사임하는 일이 20여 차례나 되었다. 심지어 밤낮으로 공부하다 학문을 제대로 써 보지도 못하고 세상을 떠난 선비들도 적지 않다. 농암은 사냥을 다니며 운동한 것이 건강 장수에 도움이 된 것으로 보인다.

당쟁 피해 지방관 자처한 것이 건강에 기여

농암은 32세부터 76세까지 무려 44년이나 벼슬살이를 했는데, 주로 외직 근무를 했다. 외직이란 군수, 목사, 관찰사 등의 지방관직을 일컫는 것으로 중앙관직인 내직에 상대되는 의미다. 중앙관료가 아닌 지방관으로 근무한 것도 농암이 건강하게 장수할 수 있었던 비결이 되었다.

한양 근무가 아닌 지방 근무가 건강 장수에 도움이 되었다는 것은 이유가 있다. 농암이 관직생활을 했던 시기는 연산군에서 중종 때인데, 세 차례의 사화(士禍)가 있었다. 당시에 이처럼 중앙 정계를 오래 떠나 있었다는 것은 권력 투쟁의 암투와 스트레스를 피할 수 있었다는 뜻이 된다. 훈구파와 외척들이 권력을 잡고 유지하기 위해 각종 음모를 꾸며 사림파 관리들을 모함하고 탄압하던 혼란기였기에 지방 근무는 정쟁에 휩쓸리지 않아도 된다는 장점이 있다. 특히 농암의 성품으로 보면 그 시기에 중앙 정계에 있었을 경우에 엄청난 스트레스를 받았을 것이 분명하다.

농암이 스스로 외직 근무를 선호해서 30년간 지방으로 떠돌아다닌 데는 개인적인 이유가 있었다. 농암은 4남1녀 중 장남이었고, 효심이 지극했다. 연로하신 부모를 가까이 모시고 싶어 했던 것이다. 그래서 영천군수, 밀양부사, 충주목사, 안동부사, 성주부사 등을 거쳤고, 늙어서도 대구부사, 평해군수, 영천군수, 경주부윤, 경상도 관찰사 등 주로 고향과 가까운 외직을 선택했던 것이다.

농암이 지방관을 선호한 데는 또 다른 이유도 있었다. 연산군 시절인 농암 38세 때 갑자사화를 당하여 서연관의 비행을 상계했다가 의금부에 갇혀 국문을 당하고 안동의 안기역에 유배되었다. 같은 해 12월에 다시 의금부로 이송되어 장형을 당하고 70여 일을 옥에 갇혀 지내는 고초를 겪었다. 그 살벌했던 연산군 때의 사화에서 국문을 당하고 장형을 맞았지만 워낙 건강한 몸이었기에 회복되었고, 2년 뒤에 중종반정으로 관직에 복귀했던 것이다. 조광조 등의 급진 사림파가 등장한 이후 농암은 당쟁을 피해 외직근무를 선호했다고 한다.

모두가 아쉬워할 때 은퇴한 욕심 없는 삶

농암은 당대 최고의 엘리트였지만 결코 높은 벼슬을 탐하지 않았다. 능력이나 주변의 인기를 감안하면 판서나 정승도 충분히 될 수 있었지만 관직 생활의 대부분을 지방관으로 전전했던 것이다. 벼슬은 그저 어버이의 봉양 수단 정도로 삼았다고 할 정도다.

그렇다고 해서 벼슬살이를 대충 했던 것은 아니고, 가는 곳마다 선정을 베풀어 백성들의 존경을 받았다. 청백리로 표창을 받았고, 그가 다른 고을로 임지를 옮길 때 백성들이 붙잡고 눈물을 흘리거나, 더 오래 있게 해달라고 관찰사나 임금에게 직접 탄원을 하기도 했다고 한다. 농암의 욕심 없는 삶의 면모는 76세에 관직에서 스스로 은퇴할 때의 모습을 보면 잘 알 수 있다.

그 당시에 76세까지 근무했던 것도 대단한 일이고, 더 높은 벼슬을 할 수 있음에도 스스로 은퇴한 것도 대단한 일이었다. 그리고 낙향해서 강호에 묻혀 유유자적 만년을 보낸 것도 농암의 욕심 없는 천성을 보여주는 사례다.

농암은 70세가 넘어 부친이 돌아가시자 관직을 사퇴하고자 여러 차례 상소를 올렸다. 마침내 76세가 되어서야 '귀거래(歸去來)'를 외치며 왕과 친구들의 만류를 뿌리치고 결연히 관직에서 물러났다. 그에게 한양에서의 벼슬살이는 의미가 없었고 고향 분강촌에서 자연을 벗 삼는 즐거움이 너무도 컸기 때문이다. 그의 대표작인 '어부가'도 은퇴한 이후 고향에 은거하면서 지은 것이다.

한강변 제천정에서 벌어진 송별연에 조정의 고관대작이 모두 모여 아쉬운 마음을 전하며 송별시를 건네주었다고 한다. 농암은 한강에서 배를 타고 고향으로 떠났는데, 그때 배 안에는 화분 몇 개와 바둑판 하나뿐이었다고 한다. 당시 낙향한 그에게 임금이 여러 차례 벼슬과 선물을 내리며 다시 올라올 것을 종용했으나 매번 벼슬을 사양하였고, 하사받은 책과 선물은 친지들에게 나누어 주었다고 한다. 농암은 벼슬 욕심은 물론이고 재물에 대한 욕심도 없었으니 마음이 편해 건강을 지킬 수 있었던 것이다.

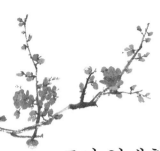

표암 강세황,
장수 유전자 대물림한 가문의 예인

　조선 후기의 대표적인 문인화가이자 미술평론가인 표암 강세황은 18세기 '조선의 르네상스'를 꽃피운 일등 공신이다. 당시 화단에 한국적인 남종문인화풍을 정착시키고 진경산수화를 발전시켰고, 풍속화와 인물화를 유행시켰으며 새로운 서양화법을 수용하는 데도 크게 기여했다. 특히 조선 후기의 유명한 화가인 단원 김홍도의 스승이기도 했다. 표암은 시서화(詩書畵)에 모두 뛰어나 정조대왕으로부터 '삼절(三絶)의 예술'이란 소리를 들었고, 궁중화원부터 재야의 선비까지 신분과 지위를 넘나든 교유를 하였기에 '예원(藝苑 예술계)의 총수'로 불렸다.

3대가 기로소에 입사한 예술가의 장수 혈맥

　표암의 집안은 대대로 장수해서 3대가 기로소(耆老所 정2품 이상의 관직을 거친 문신으로, 70세 이상의 존경받는 관료와 왕만 입사할 수 있었던 명예관청, 조선시대를 통틀어 700여 명이 입사했다)에 입사했으며, 예술적인 유전자도 남달라서 일찍이 글을 쓰고 그림을 그리는 남다른 재능을 드러낸 것으로 전한다.

표암의 증조부인 강주는 85세까지 장수했으며 어릴 때부터 두각을 드러낸 천재 시인이었다. 호가 죽창(竹窓)인데, 그가 소속된 당파인 소북파 문인의 한시 모임 동일회(同一會)에서 『죽창선생집(竹窓先生集)』이란 문집을 발간했다고 한다. 원래 당나라의 시인 두보(杜甫)의 시풍을 추종한 소북파 문인 중에서 죽창이 두보의 시를 가장 잘 소화해냈다는 평을 듣는다.

표암의 조부인 강백년도 장수 유전자를 이어 받아 79세까지 장수했다. 뿐만 아니라 예술적인 유전자도 이어받아 역시 대단한 시인이었다. 25세에 정시 문과에 급제하였고 뒤에 중시(10년에 한 번 당하관을 대상으로 실시된 과거) 문과에서 장원을 하였으며 벼슬이 승지, 관찰사, 판서를 거쳐 판중추부사에 이르렀는데, 사후에 영의정에 추증되었고 청백리로 녹선되었다.

표암의 부친, 강현도 역시 84세까지 장수했다. 26세에 진사시에서 장원을 하고, 31세에 정시 문과에 급제하였으며, 예조참판, 경기도관찰사 등을 거쳐 도승지가 되었고, 형조판서, 대제학 등을 역임하고 이후로도 한성판윤, 좌참찬을 지낸 뒤 기로소에 들어갔다. 대제학을 지냈으니 학문이 높았음을 알 수 있는데, 청백리에 올랐을 정도로 매우 가난했다고 한다.

64세 아버지에게서 태어났으나 79세까지 장수한 천재 예술가

표암은 3남6녀 중 막내로 태어났다. 그것도 무려 64세나 된 늙은 아버지로부터 태어났으니 사실 장수하기 쉽지 않은 조건이었음에도 불구하고 79세까지 장수했다. 부친에게는 손자보다도 어린 자식으로서 지극한 사랑을 받았다고 한다. 아버지 무릎에서 학문을 시작하여 여섯 살 때부터 글을 짓기 시작하더니, 열 살 때 숙종 임금이 승하하자 국상에 바치는 시를 지었다고 하니 타고난 문재(文才)가 남달랐음을 알 수 있다.

일찍부터 그림에 자질이 있어 열 살 때 예조판서인 아버지를 대신하여 도화서 생도 취재에 심사관으로 직접 나서 등급을 매긴 일도 있었다고 한다. 요즘으로 보면 국립 미술대학 입학시험에 초등학교 4학년짜리가 심사위원이 되었다는 얘기다. 심지어 표암이 열세 살 때 쓴 글씨를 보고 사람들이 놀라워하며 병풍까지 만들었다고 한다.

몰락한 양반의 궁핍한 생활 속에서 지켜낸 예술혼

표암의 일생은 우여곡절이 많았다. 부친이 장수했음에도 불구하고 늦게 낳은 막내아들이었기에, 21세 때 부친이 여행 중 객사하고 28세 때 어머니마저 돌아가셨다. 그리고 자식 중에 다섯 살을 넘기지 못한 채 세상을 떠나는 경우도 있었다. 이 정도는 당시로는 보통 겪을 수 있는 일이지만, 이 즈음부터 집안이 몰락의 길로 접어들었다. 그의 집안은 소북계 남인인데 노론이 주도권을 쥐게 되었기 때문이다.

여기에 맏형인 강세윤의 과거시험 부정사건이 아버지의 청탁에 따른 것으로 밝혀지고, 이어서 맏형이 이인좌의 난에 가담했다는 누명을 쓰고 억울하게 유배를 가게 되면서 강세황의 집안은 역적으로 낙인찍히고 벼슬길도 막히게 되었다.

집안 형편이 점차 어려워지면서 표암은 25세 때 남대문 밖 염천교 근처인 처가의 빈 집으로 이사를 갔다. 그때 자신의 작은 서재를 '산향재(山響齋)'라고 이름 짓고 그림을 감상하고 거문고를 연주하면서 소일하였다. 서재 벽에 산수화를 그려 붙이고 거문고 줄을 고르며 연주를 하는 사이 옛 곡조의 고상한 음운이 산수와 자연스럽게 어울리는 것을 느꼈기에 힘든 일상 속에서도 넉넉하고 너그러운 풍류의 정취를 잊지 않았다고 한다.

32세 때는 처가인 안산으로 내려와 그곳에서 30년 가까이 머물렀다. 조선 시대 몰락한 양반들 대부분이 그렇듯이 굶기를 밥 먹듯이 하면서도 돈은 벌지 못하였으니 그의 가정은 빚더미에 오를 정도로 궁핍했고 식구들의 건강도 악화되었다.

표암의 부인은 추위와 굶주림에 시달리는 가족을 돌보며 고생만 하다가 45세에 세상을 떠났다. 이렇듯 힘들고 어려운 시기에도 표암은 양반의 체면을 지키면서 그림을 벗하며 시를 짓고 글씨를 쓰며 살

았다. 추사 김정희가 제주도 유배의 고난을 서예에 몰두하면서 극복

했다면, 표암은 그림이었다. 그는 30년 고난의 시간을 보내면서도 학

문과 예술 전반에 두루 전념하고, 성호 이익과도 교유했다. 또 당시의

이름난 화가였던 정선, 심사정, 강희언 등과 교유하고, 김홍도 같은

제자를 키우기도 했다.

61세에 벼슬 시작해 20년간 출세가도

안산에서 30년을 고생한 표암에게 드디어 기회가 찾아왔다. 그림

과 글씨에 빠져 있던 강세황은 환갑을 맞이하면서 인생의 전환점을

맞이하게 된다. 장남인 강인이 과거에 합격하여 궁중의 연회에서 영

조대왕을 만나게 되었는데, 영조는 부왕인 숙종 시절에 알았던 표암

의 부친 강현을 기억해 냈다. 영조가 표암의 근황을 물으면서 옛 충

신의 아들인 표암이 나이 육십이 넘도록 벼슬도 하지 못하고 안산에

서 궁핍하게 생활한다는 사연을 듣게 되었다. 그래서 영조는 표암에

게 최말단 벼슬인 종9품 영릉참봉을 제수했다.

그러나 늦은 나이에 관직에 나가고 싶은 마음이 없었던 강세황은

곧 사임했다. 하지만 강세황이 곧 사임을 했다는 것을 알게 된 영조

는 다시 종6품 사포서별제에 임명했다. 무려 6계급 특진이다. 이렇게

해서 61세에 벼슬살이를 시작한 강세황은 63세에 한성부 판관이 되

었는데, 학문이 워낙 뛰어났기에 64세 때 기로과(耆老科 60세가 넘은 선

비에게만 보이던 과거)와 66세 때 정시 문과에 당당히 장원급제를 했다. 이후 한성부 우윤과 좌윤, 호조와 병조참판을 거쳐 71세에는 한성부 판윤이 되었고 정조대왕 때는 호조판서까지 지내게 된다. 뒤늦게 출세가도에 올라 질주한 것인데, 이는 타고난 체력이 뒷받침되었기에 가능한 일이었다.

관직에 몸담게 되면서부터 강세황은 그림 그리기를 중단했다. 그에게 벼슬길을 열어준 영조대왕이 "그림 그리기는 천한 기술이라고 업신여기는 사람이 있을 수 있다. 다시는 그림 잘 그린다는 얘기를 하지 말라"고 하명한 탓이다. 표암은 감격하여 3일 동안 눈이 부어오를 정도로 눈물을 흘렸다고 한다. 영조는 표암을 배려하고자 하는 마음에서 그렇게 말한 것이었고, 그 마음을 헤아린 표암은 붓을 태우고 다시는 그림을 그리지 않기로 다짐했으며, 이 결심은 영조가 살아 있는 동안 변치 않았다고 한다.

표암은 다시 붓을 잡기까지 10년 동안 미술평론가로서만 활동했다. 그래서 겸재 정선, 현재 심사정 등 유명 서화가들의 작품에 대해 방대한 양의 평을 남겼다.

타고난 체력과 강인한 의지가 표암의 장수비결

표암은 30여 년의 역경을 이겨내고 60세가 넘어서야 관직에 올라 20년 가까이 많은 활동을 했다. 표암의 구체적인 장수비결은 알려져 있지 않지만 장수 유전자를 지닌 집안의 특성이 가장 큰 영향을 미쳤을 것임을 짐작할 수 있다. 또한 그의 삶 자체가 예술혼의 상징이라고 할 수 있기에 그것만으로 장수비결이 되기에 충분하다.

표암은 73세 때 가을에 천추부사로 연경(북경)에 갔다. 당시에 연경을 다녀오려면 6개월 넘게 걸리는 데다 추위로 인해 고생이 이만저만 아닌데, 그것도 70세가 넘어서 다녀오는 것은 보통 일이 아니다. 그것은 당시 청나라 건륭황제가 자신의 칠순을 맞아 축하연을 벌이는데, 일흔 살이 넘은 사신을 보내라고 요청했기 때문이다. 사실 건강하지 않으면 다녀올 엄두를 낼 수도 없고, 다녀오더라도 병들어 죽기 쉬운 길이다.

일례로, 송강 정철은 58세에 중국에 사은사(감사의 뜻으로 외국에 보내는 사신)로 다녀온 뒤 병이 온데다 동인들의 모함을 받아 사직하고 그해에 세상을 떠났다. 그런데 표암은 노구에도 불구하고 먼 길을 건강하게 잘 다녀왔을 뿐만 아니라 그의 서화가 중국에까지 이름이 나서 그림이나 글씨를 얻으려는 사람들이 몰려들었다고 한다. 73세에 육로로 베이징을 다녀온 것만으로도 표암의 건강 상태가 어느 정도였는지 짐작해 볼 수 있다.

명승지 유람하며 산수화 그린 것이 운동으로 작용

표암의 부친이 청백리였고 가난했던 데다 집안이 기울어 젊은 시절부터 삼순구식(三旬九食 한 달 동안 아홉 끼니를 먹을 정도로 몹시 빈궁한 생활)을 할 정도로 궁핍하게 생활했으니 기름진 음식과 술을 즐겨 생기는 성인병에 걸릴 일은 없었다. 그리고 직접 산에 가서 풍경을 보고 산수화를 그렸으니 운동이 많이 되었을 것이다. 그것이 진경산수화(眞景山水畫), 혹은 실경산수화(實景山水畫)다.

조선 후기에는 지방 관리들이 친한 벗들을 초청하여 명승을 구경하고 이를 글과 그림으로 남기는 문화가 유행했다고 한다. 표암은 『송도기행첩(松都紀行帖)』을 남겼는데, 45세 때인 1757년 개성 유수관이었던 친구의 초청을 받아 개성 일대를 여행하고 그린 16점의 그림을 한데 엮은 것이다. 또 57~58세경에 전북 부안을 배경으로 그린 '우금암도(禹金巖圖)'가 있다. 우금암도는 둘째아들 강흔이 부안현감으로 재임할 때 이틀에 걸쳐 변산 일대를 유람하며 그린 산수화다.

또 76세 때는 회양부사에 임명된 맏아들 강인을 따라 금강산을 유람하면서 기행문과 실경산수화 등을 남겼다. 표암은 "진경산수는 그곳을 가보지 못한 사람들에게 그 속에 있는 것처럼 느낄 수 있게 해주는 그림"이라 생각했고, 그런 면에서 시보다는 기행문이, 기행문보다는 그림이 낫다고 믿었다고 한다. 요즘처럼 등산로가 잘 되어 있지도 않은 그 당시에 76세의 나이로 금강산을 유람하며 산수화를 그렸다니 그 체력과 의지를 알 만하다.

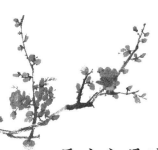

두일당 목첨,
샘솟듯 솟아나는 '기'의 소유자

목첨을 위시한 사천목씨 집안도 3대를 내리 기로소에 들어간 장수 명문가다. 목첨(79세), 목서흠(81세), 목래선(88세) 3대인데, 몇 대를 지나 목만중(84세), 목인배(84세)도 기로소에 들어갔다. 그런데 이 집안은 역사적 명성에 비해 인구수가 매우 적은 편이다. 지난 2000년 통계청이 발표한 결과에 의하면 사천목씨는 2,492가구 총 8,181명에 불과하다. 그런데도 장수한 사람이 많고 조선시대 문과 급제자도 33명이나 된다고 하니, 그 수는 적어도 유전자는 건강하고 탁월한 것이 분명하다.

종2품 신분으로 기로소에 들어간 뛰어난 인품

사천목씨는 기본적으로 집안에 내려오는 가풍과 생활습관이 좋았을 것으로 여겨진다. 또한 대대로 청백하게 살며 절제의 도를 지켰다. 기록을 보면 목첨은 효도가 대단했다. 목첨이 젊어서 어머니가 돌아가셨는데, 부친을 아침저녁으로 곁에서 모시기를 엄중한 스승처럼 했다고 한다. 항상 효도하려 해도 어버이가 기다려 주지 않음을 가슴 아프게 여긴 나머지, 이에 그 당(堂)의 편액을 머물 두(逗)자를 써서 '두일(逗日)'이라 하고 인해서 자신의 호로 삼았는데, 대체로 날을 아끼는 뜻을 취하여 종신토록 사모하는 뜻을 담은 것이다.

목첨은 학식과 인품이 뛰어났기에 종2품이었지만 신하들의 주청에 의해 선조 임금이 격식을 깨뜨리고 기로소에 참여하는 것을 허락해 주었다. 원래는 반드시 정2품 이상이라야 기로소에 들어갈 수 있었다.

목첨은 성품이 검소하고 간략하여 화려한 것을 좋아하지 않았다고 한다. 하루는 손님이 왔는데 마당에서 놀고 있는 아이의 복장이 수수하고 거칠므로 손님이 노복인가 궁금해서 물었더니, 목첨이 웃으면서 "나의 손자다"라고 대답했다. 집은 청파의 후미진 곳에 있었는데, 하인이 겨우 한두 명이었고 문밖에는 거마(車馬)가 없었다고 한다.

나이 무색케 하는 불굴의 정신력은 강한 기의 소산

목첨이 78세에 임진왜란이 일어났는데, 워낙 연로하여 의주로 피난 가는 임금을 호종하지는 못했지만 강화도로 들어가 의병을 규합했는데, 그 군사의 명칭을 '일의군(一義軍)'이라 했다. 다음해 병이 들어 왕릉이 파헤쳐진 것을 보살피라는 명을 받고 출발하려 할 때 병이 위독하여 세상을 떠났다고 한다. 그 나이에도 나라를 위해 충성하는 마음을 가졌으니 건강하게 장수했던 것이다.

불굴의 정신력을 가진 선비 집안이나 대대로 장수하는 집안의 가장 중요한 특징은 뭐니 뭐니 해도 '기(氣)'가 강하다는 것이다. 역사에 이름을 남긴 인물들의 정신력과 집념의 원천도 역시 샘솟듯 솟아나는 강한 기의 소산이라고 할 수 있다.

사천목씨 집안은 남인에 속했는데, 목천의 손자인 목래선이 벼슬에 있을 때 노론과의 당쟁이 매우 심했다. 그때가 인현왕후와 장희빈을 두고 노론과 남인이 정쟁을 벌이던 시기였다. 목래선은 좌의정으로 있다가 당쟁에서 패하여 무려 78세의 나이에 완도에 딸린 섬 신지도에 위리안치(탱자나무나 가시 울타리를 집 주변에 둘러쳐 거주를 제한하고 외인의 출입을 금하는 지독한 가택연금)되어 5년을 가시나무로 둘러싸인 집안에서 귀양살이를 했다. 문헌에 의하면 목래선이 신지도 최초의 유배인이라고 하는데, 그러고도 5년을 더 살아 88세까지 장수했다.

선비들에겐 『의학입문』과 약장이 필수품

늙은 나이에 귀양지에서 정신력만으로는 건강을 지킬 수는 없는 노릇이다. 대부분의 선비들은 오래 공부에 시달리면서도 자신의 건강을 스스로 돌보고 자신과 가족의 질병을 직접 치료하고 예방할 수 있었다. 그 이유는 유학을 공부한 선비들 대부분이 기본적으로 『의학입문(醫學入門)』이라는 한의서를 공부했기 때문이다.

『의학입문』은 명나라의 이천(李梴)이라는 유학자이자 한의사가 저술했는데, 단순한 입문서가 아니다. 기초 이론과 생리, 병리, 진단, 약물을 비롯하여 내과, 외과, 부인과, 소아과, 피부과 등의 각종 질병의 원인과 치료법이 실려 있는 종합 임상의서다. 특히 선비들이 공부하기에 편리하도록 한시체로 되어 있다. 학자들 중에는 의학에 관심이 많아 의서를 깨우쳐 의술에 조예가 깊은 사람이 더러 있었는데, 이들을 '유의(儒醫)'라고 한다. 유학자이면서 의사인 것이다.

중산층 이상의 선비 집안에서는 약장을 많이 사용했다. 동네마다 의원이 귀해서 갑자기 환자가 생기면 낭패를 당하는 경우가 많았는데, 유의 집안에선 중병이 아닌 경우에는 거의 집안 어른이 한약을 지어주었다. 그래서 평소에 한약재를 상비해 둬야 했기에 약장이 반드시 필요했던 것이다. 특히 허준의 『동의보감(東醫寶鑑)』이 편찬되어 나오면서 약장은 선비 집안의 필수 가구가 되었다.

글공부에 매진한 선비들의 양생 비결

『의학입문』에는 유학적인 수양론(修養論)과 양성론(養性論)이 많다. 그래서 늘 마음을 닦았기에 정신건강을 지킬 수 있었던 것이다. 양생법의 으뜸은 정신수양이다. 그리고 도인법(導引法)인 호흡법과 체조법을 수련했다. 꾸준히 운동도 했는데, 그것은 공자 때부터의 전통이다.

사군자를 치며 마음을 수양한 것도 선비들의 건강 관리에 큰 도움이 되었을 것으로 보고 있다. 매화는 한겨울 추위를 견디고 이른 봄 먼저 꽃을 피워 진한 향을 전하고, 난초는 때 묻지 않아 고결청초하면서 은은한 향을 내고, 국화는 서리 내리는 늦가을에 가장 늦게 고고하게 꽃을 피우고, 대나무는 사시사철 푸른 데다 곧게 뻗어 강인한 기상을 지녔다. 이처럼 사계절과 때를 같이하는 사군자는 매난국죽 각각의 특성이 덕과 학식을 겸비한 군자의 인품에 비유되고 있어 선비의 마음을 평온하게 하는 데 도움이 된다.

퇴계 이황은 매화를 지극히 사랑하였기에 평소 매화를 주제로 시를 즐겨 써서 104수로 된『매화시첩(梅花詩帖)』을 남겼다. 추사 김정희는 스스로 자신을 '매화구주(梅花舊主)'라고 한 것으로도 알 수 있듯이 항상 매화를 좋아했다. 자신이 그린 매화병풍을 서재에 둘러치고 매화의 시경(詩境) 속에서 매화차를 마시며 매화 백영시(百詠詩)를 지었고, 자신이 있는 곳을 매화 백영루(百詠樓)라고 불렀다. 부채도 매화가 그려져 있는 매화선(梅花扇)을 즐겨 사용하였으니 얼마나 매화를 사랑하고 매화 속에서 청고한 경지를 찾고 느꼈는지를 알 수 있다. 또 다산 정약용도 매조도(梅鳥圖)를 그렸고, 미수 허목도 묵매도(墨梅圖)를 그렸는데, 이들 모두 70세 혹은 80세 넘게 장수했다.

2장

활력과 장수의
양생법을 찾은
인물들

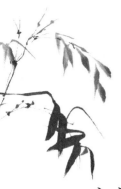

다산 정약용의
남성갱년기 극복 비결

다산 정약용은 어지러운 조선을 치유하기 위해 온갖 방책을 강구하고 수많은 저술을 남긴 위대한 실학자요, 개혁사상가였다. 특히 정조대왕의 총애를 받은 엘리트 관료였던 다산은 정조가 승하하자 대역죄로 몰려 40세부터 18년 동안이나 귀양살이를 하게 된다.

당시의 평균 수명은 40세가 되지 못했고, 거의 대부분이 60세를 넘기지 못하고 50대에 사망했다. 그럼에도 다산은 중년의 위기를 잘 극복하고 58세에 고향으로 돌아와서 18년을 지내며 75세까지 장수했다.

당시의 40세는 요즘의 50대 중반 정도에 해당되므로 남성갱년기에 해당되는 시기인데, 다산은 집안이 풍비박산을 당하고 심신이 쇠약해진 상태로 외딴 곳에서 혼자 귀양살이를 했으니 건강에 큰 이상이 생길 수 있었고 갱년기장애가 나타나기 쉬운 상황이었다. 하지만 양생법을 잘 실천해 건강을 보전했다.

40세 이후 모든 남자에게 생길 수 있는 일

갱년기장애가 생기면 우울증, 위장장애, 전립선염, 전립선비대증, 성기능장애 등이 생기기 쉽고, 노화가 촉진된다. 40대 중반 무렵부터 고환의 기능이 위축되면서 정자 수와 남성호르몬의 분비가 감소되고, 전립선조직이 위축되며 부신이나 갑상선 등의 내분비기관이 쇠퇴해져 면역계통이 약화되기 때문이다. 또한 뇌세포의 위축과 뇌세포 수의 감소로 인해 인체 내 평형상태가 깨지면서 신경계통과 정신활동이 저하되는 것도 원인으로 작용한다.

특히 심리적인 영향이 커서 생활환경의 변화나 과도한 근심, 걱정, 긴장 등에 의해 촉진되므로 명예퇴직, 실직 등을 겪는 경우에 갱년기장애가 나타나기 쉽다.

여러 한의학 문헌에도 40세가 넘으면 음기가 반으로 줄고 50세가 넘으면 양기가 날로 쇠퇴해져서 건망증이 생기고 나태해지며 시력과 청력이 떨어지고 화를 잘 내며 식욕이 없고 불면증이 생긴다고 나와 있다.

갱년기장애 증상이 확실히 나타날 경우에는 노화도 빨라진다. 주된 원인은 신장의 음기와 양기가 부족해진 것이다. 또한 선천적으로 체질이 허약하거나 음식 섭취 장애로 인해 비위장이 손상되거나 장시간 지나치게 과로하여 기가 소모되거나 신경을 많이 쓰고 짜증과 화를 내는 것 등이 신장과 심장, 비위장의 허약을 일으켜서 노화가 촉진되는 것이다.

꾸준한 허리운동과 걷기로 면역력 강화

다산이 남성갱년기를 극복하고 장수할 수 있었던 비결은 무엇일까? 다산이 귀양지를 옮겨 오래 머물렀던 다산초당은 남해가 한 폭의 수채화처럼 펼쳐지는 만덕산(전라남도 강진군) 자락에 있었다. 초당에서 백련사에 이르는 산길에 오르면 그림 같은 바다를 감상할 수 있는데, 너무나도 아름다워서 몸은 산에 두고 마음과 눈은 바다에 두고 걸을 정도라고 한다. 야생 차나무와 접목들이 우거져서 낙원이나 다름없는 바로 그 길을 다산이 매일 걸었던 것이다.

이처럼 남성갱년기를 극복하고 성인병을 예방하려면 허리와 하체의 근력을 강화하는 운동을 꾸준히 하는 것이 필수적이다. 날마다 허리 체조를 하고 매일 40분 이상 약간 빠른 속도로 걷는 것이 좋다. 물론 땀이 약간 날 정도로 빠르게 걸어야 효과가 있다. 특히 체중이 많이 나가는 남성들은 더 열심히 운동해서 땀을 많이 흘리고 배가 나오지 않도록 관리해야 면역력이 강화된다.

적당한 육식과 영양 보충으로 중년 성기능 유지

중년 이후에도 남성호르몬을 적절히 유지하고 성생활을 원활하게 지속하기 위해서는 적당한 육식이 필요하다. 왜냐하면 중년기 이후에 성기능이 떨어지는 원인 가운데는 동물성 음식 섭취가 부족한 탓도 있기 때문이다. 정액과 정자를 만들어내는 원료가 단백질이고 콜레스테롤은 남성호르몬의 원료인데, 동물성 식품에는 이들이 풍부하기 때문이다. 또한 채식으로 얻을 수 있는 영양에는 한계가 있고, 채식만 하면 기력이 약해질 수 있다. 특히 육체노동이나 정신노동이 많거나 기력이 쇠약해진 경우에는 육식을 해야 활력을 유지할 수 있다.

다산은 넉넉지 못한 형편에 귀양을 갔지만 외가인 해남윤씨 집안에서 그를 보살폈고, 귀양지였던 강진 인근에 살던 부친의 친구가 인근에서 가장 큰 부호였으며 훗날 사돈이 되는 그의 아들은 다산의 죽마고우였기에 경제적인 지원을 받을 수 있었다. 무엇보다 당대 최고의 학자가 시골에 오니 인근에서 자손들에게 공부를 가르쳐 달라는 부탁이 줄을 잇게 된다. 그래서 여유 있는 생활과 함께 많은 저술활동을 할 수 있었던 것이다.

다산처럼 귀양살이가 건강장수에 긍정적으로 작용할 수도 있다. 실제로 귀양을 다녀온 사람들 중에 장수한 사람이 많다. 우암 송시열은 늙어서 7년이나 귀양살이를 했지만 83세까지 살다가 사약을 받고 죽었고, 고산 윤선도는 14년 넘게 귀양을 다녔지만 85세까지 장수했으며, 추사 김정희도 9년이나 귀양을 다녀왔으나 71세까지 장수했다. 귀양이 건강에 미치는 긍정적인 측면이라 할 수 있는데, 복잡한 관직생활과 극심한 당쟁으로 인한 스트레스에서 벗어나 심신을 편안케 할 수 있는 기회이며, 맑은 공기와 소박한 음식에다 매일같이 산책을 하며 유유자적할 기회가 되는 것이다. 귀양이 아니라도 벼슬자리에서 물러나 향리에서 말년을 보낸 사람들 중에 장수한 사람이 많다.

청상과부를 소실로 맞아 적당한 성생활

다산은 전남 강진에서 17년을 지냈는데, 처음 강진에 도착했을 때는 아무도 그에게 방을 내주려 하지 않았다. 천주교도로 몰린 대역죄인이기에 재앙을 부르는 인물로 여겼던 것이다. 다행히 읍성의 동문 밖에 있던 주막집 노파가 선심을 써서 방을 내주었다. 흙으로 담을 쌓아 그 위에 서까래를 몇 개 걸치고 짚으로 이은 집이라 겨우 비바람을 가려주는 정도였다. 다산은 거기서 4년을 지냈다고 한다.

다산의 외로운 귀양살이에 큰 도움이 된 것이 또 있다. 바로 주막에서 일을 거들던 표서방의 딸이다. 표서방은 유배지에서 고생하는 다산의 처지를 안타깝게 여기고는 음식 솜씨 좋은 딸이 만든 음식을 다산에게 매일 날라다 주었는데, 표씨 여인의 음식으로 다산이 입맛과 기력을 되찾은 낌새를 알아챈 주모는 아예 다산의 밥상까지 그녀에게 들려 방으로 들여보냈다. 그녀가 끼니마다 정성껏 마련해 주는 음식은 보약이 되어 다산의 건강을 회복시켰다고 한다.

표씨 여인은 스물두 살의 청상과부였다. 15세 때 가난하고 나이 많은 남자에게 시집갔다가 자식도 낳지 못한 채 남편이 돌림병으로 죽자 친정에 돌아와 있었는데, 가난한 친정 형편 때문에 부잣집의 찬모로 들어가 전라도 음식을 하나하나 익혔다는 것이다. 그러다가 표씨 여인은 다산의 첩실이 되었고, 다산과의 사이에 딸을 하나 두었다고 한다.

남성갱년기를 극복하는 데는 잘 먹고 심신의 안정을 취하는 것과 더불어 적당한 간격의 성생활이 필수적이다. 남성이든 여성이든 성생활이 부족하게 되면 성 호르몬의 생성도 부족하게 되어 성기능이 더욱 떨어지면서 갱년기장애 증상이 심해지기 때문이다. 또 성 호르몬이 성기능뿐만 아니라 뇌기능, 골 대사, 근육과 지방 분포, 심장혈관계 등 우리 몸의 곳곳에 영향을 미치므로 적당한 간격의 성생활을 가져 성 호르몬이 원활하게 분비되도록 하는 것이 좋다.

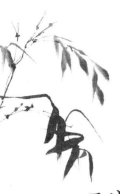

교산 허균, 본능이 이끄는 삶을 산 불세출의 천재

　교산 허균은 최초의 한글 소설인 『홍길동전』의 저자일 뿐만 아니라 시문에 뛰어나 조선 최고의 천재로 불리기도 했다. '시대의 이단아', '시대를 앞선 풍운아'라는 별칭을 달고 다닌다. 서애 유성룡에게 배우다가, 둘째 형의 친구인 이달에게 배웠다. 26세에 정시 문과에 급제하여 벼슬길에 나섰고, 29세에 중시 문과에서 장원을 했다. 명문가 출신에다 재주도 뛰어났지만 당시 권력을 잡고 있던 대북파에 밀려 요직에 오르지는 못했다.

　그러던 중 44세에 『홍길동전』을 지었는데, 스승 이달을 비롯하여 서양갑, 박응서 등 출세가 어려운 서자들의 처지에 비애를 느꼈기 때문이라고 한다. 허균은 시문에 능하고 중국어 실력도 출중하여 중국 사신들이 올 때면 항상 종사관으로 추천되었는데, 명나라 3대 문사 중의 하나인 주지번을 영접하면서 문재가 빛을 발해 중국에까지 명문장으로 이름을 떨쳤다.

그러나 변혁의 세상을 꿈꾸어 오다가 역모죄로 체포되어 능지처참을 당하고 말았다.

미식에도 사치는 금물이다

『홍길동전』 외에 허균의 저작으로 눈여겨볼만한 것이 『도문대작(屠門大嚼)』이다. 조선 팔도의 미식 134종을 품평한 책으로, 명문가 출신의 선비가 음식에 관한 책을 지었다는 것은 당시로서는 엄청난 사건이라고 할 수 있다.

허균은 『도문대작』 서문에 이렇게 쓰고 있다. "먹는 것은 몸과 생명에 관계되는 것이므로 선현들은 음식을 가지고 말하는 것을 천하게 여겨왔다. 먹는 것을 가리켜 이(利)에 따른 것이라 하여 좋지 않게 말해 온 전통이 뿌리 깊었다." 성리학이 주도하던 조선시대에는 사대부들이 형이상학적인 가치관에 매여 있던 터라 형이하학적 영역인 음식에 관심을 가진 경우는 극히 드물었던 것이다.

그렇지만 부친인 초당 허엽도 손수 두부를 만든 데다 『홍길동전』만 봐도 알 수 있듯이 워낙 시대를 앞섰던 허균이기에 우리 몸과 생명에 중요한 음식에 대하여 깊은 관심을 가졌던 것으로 보인다.

미식에 관심이 많았던 허균이지만 『도문대작』 서문에는 이런 경고가 포함되어 있다. "세상의 부귀한 사람들은 이것을 보고 경계하여 지나치게 음식 사치를 말아야 한다. 절약하지 않고 마구 먹으면 그

부귀영화가 항상 있지 못할 것이다." 좋은 음식이라도 과도하게 먹지 말라고 강조한 것이다. 게다가 허균은 기본적으로 한의학을 공부했기에 음식의 성질과 약효를 알고서 체질과 몸 상태에 맞는 음식을 가려먹을 줄 알았을 것으로 짐작된다.

중풍, 통풍 예방에 특효라는 방풍

『도문대작』에서 허균은 방풍죽을 일컬어 "향기가 입에 가득하여 3일 동안 가시지 않는다"며 "속간에서 으뜸가는 진미"라고 했다. 『증보산림경제』에도 이른 봄에 나는 방풍의 새싹으로 죽을 쑤면 그 맛이 매우 향미롭다고 나와 있고, 그밖에 많은 문헌들에서 '단맛이 입안에 그득하여 속간에서 으뜸가는 것이다'라고 그 맛을 칭송했을 정도로 예로부터 맛이 유명하다.

방풍죽을 끓이는 방법도 자세히 기술하고 있는데, "새벽이슬이 앉은 방풍의 새싹을 따다가 죽을 쑨다. 햇빛을 본 것은 좋지 않다. 멥쌀로 죽을 쑤어 쌀이 익고 반쯤 퍼졌을 때 방풍잎을 넣어 센 불에서 끓인다. 알맞게 되었을 때 차가운 사기그릇에 떠서 반쯤 식은 상태에서 먹는다. 반쯤 식은 상태로 죽의 적온을 맞추어 먹으면 그 향미가 더욱 가득하다"고 했다.

방풍은 미나리과의 초본으로 산과 들에도 나지만 바닷가 모래땅에서 해풍을 맞고 자란 갯방풍을 윗길로 친다. 뿌리를 한약재로 쓰는데,

풍을 막는다는 의미이니 중풍, 두풍, 통풍, 피풍, 산후풍 등 여러 가지
풍증의 치료에 활용된다. 따뜻한 성질이고 달면서 매운 맛으로 두통
을 없애고 머리를 맑게 하며 거담, 진해, 피로회복 효능을 가지고 있
다. 수험생이나 직장인을 비롯하여 머리가 항시 맑지 못하고 흐려 있
는 사람에게 좋다.

남의 이목을 생각지 않는 정욕 발산

허균은 남의 이목이나 법도에 신경을 쓰지 않고 행동하여 선천적
인 반항아로 불렸다. 사람을 사귀는 데도 신분을 가리지 않았는데, 몰
락한 양반, 서얼, 아전, 중인계급 의원 등등 나름대로 능력을 가지고
있으면서도 유교 사회의 제도 아래서 소외된 삶을 살던 사람들에게
깊은 관심을 가졌기 때문이다. 뿐만 아니라 전통적으로 정욕을 금기
시했던 유학을 공부했으면서도 정욕을 긍정하여 자연스러운 발산을
옹호했고 자기에게 주어진 본성대로 살았다.

어느 정도였나 하면, 31세에 황해도사에 임명되었으나 기생을 데
리고 부임하는 바람에 사헌부의 탄핵을 받아 파직을 당하고 말았다.
33세에 해운판관이 되어 세미 징수와 운반을 감독하였는데, 그때 부
안의 명기 매창을 비롯한 여러 기생들과 어울렸다고 한다. 특히 홀어
머니의 상을 당했을 때는 3일장을 마치고 공무를 집행하기 위해 계
속 충청, 전라도를 다녔는데 상중임에도 기생들과 어울렸다고 한다.

이에 대해 엄청난 비난이 쏟아지자 허균은 "남녀의 정욕은 식욕과도 같은 것이다. 따라서 육접은 그저 식사처럼 주린 배를 채우는 것일 뿐이다. 옛 사람들이 먹는 것을 천하다고 한 것은 너무 밝히지를 말라는 뜻이지 어찌 먹지 말라고 한 것이겠는가. 도덕은 성인이 말한 것이요, 성욕은 하늘이 말한 것이니, 나는 성인보다 하늘을 따르겠다"고 단호하게 대답했다.

활발한 성생활이 주는 유익함

성욕이란 생리적인 현상으로, 건강한 남녀에게는 당연히 있어야하는 것이다. 사실 대부분의 양반들은 여러 명의 처첩을 거느리면서밖으로 드러나지 않게 즐겼던 것이고, 허균은 당시로서는 노골적으로 성생활을 한 것이 문제였던 것이다. 불세출의 천재이면서 세상을바꿔볼 야심을 가졌지만 중앙과 지방을 오르내리며 자주 파직당하거나 유배되는 등 순탄치 못한 관직 생활을 하던 허균에게 성생활은 해방구이자 스트레스 해소처였을 것이다.

현대에 와서 활발한 성생활을 통해 스트레스 완화, 면역기능 증강,통증 완화, 체중감소 그리고 고혈압, 골다공증, 전립선질환, 우울증,요실금, 갱년기장애 등의 질병 예방 및 노화 방지 등의 효과를 얻을수 있다는 것이 밝혀졌다.

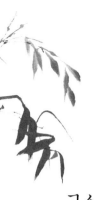

교산 허균의 '임노인 양생설'에서 엿보는 절대동안 방술

『홍길동전』으로 잘 알려진 교산 허균이 벼슬에서 물러나 낙향하여 강릉에서 지낼 때 태화현에서 임세속이라는 노인을 만나 얘기를 나누고 자기 나름대로의 양생술을 깨닫고 '임노인 양생설'이란 수필을 썼다. 허균이 임노인을 만난 것은 중국 송나라의 소동파가 강남의 노인을 만나 양생법을 전해 들은 것과 비슷하다.

113세 나이에 50대 동안의 임노인

임노인은 113세가 되었는데도 살결이 어린아이 같으며 얼굴에 잘 익은 대춧빛이 나서 50세 남짓한 사람 같으며 보고 듣는 것이 쇠하지 않았다. 계묘년, 1603년에 만났는데, 그가 무릎을 꿇고 절하는 모습이 젊은이와 다름이 없었다.

이력을 물었더니, "젊었을 적에 갑사(甲士 오위 가운데 중위인 의흥위에 속한 군사)로 있다가, 신해년, 1551년에 나이가 차서 명부에서 빠져 이곳에 살았습니다." 허균이 묻기를, "노인장은 특별한 방술이라도 있습니까? 어쩌면 이와 같이 건강하십니까?" 하니 노인이 말하기를, "야인이 무슨 수로 방술을 지녔겠습니까" 하였다. 허균이 "그럼 약이라도 복용합니까?" 하고 물으니 노인이 대답하기를, "복용한 적이 없습니다" 하기에 다시 묻기를, "세상에 진정 수양을 하지 않고도 오래 수명을 누린 이가 있습니까?"

노인이 말하기를 "내가 어릴 때 병이 많아 일찍 쇠약해져서 어쩌다 조금만 배불리 먹고 나면 반드시 뱃속이 더부룩하였습니다. 그래서 매일 5홉 정도의 묵은 쌀만 먹고, 기름진 살코기며 날것 또는 찬 음식은 먹지 아니하였습니다. 그렇게 10여 년을 계속하니 병이 점점 나아갔습니다. 40세에 아내를 잃었는데, 이때는 두 아들이 장성하여 나를 봉양하기에 충분하므로 첩을 두지 아니하고 전답을 두 아들에게 나누어 줘서 그들로 하여금 번갈아가며 먹여 주도록 하였습니다. 그리고 겨울과 여름에는 두꺼운 갓옷과 시원한 홑옷을 형제가 교대로 마련해 주도록 한 다음 바람이 닿지 않는 으슥한 방을 골라 거처하였습니다. 내 두 아들이 봉양을 잘하여 성낼 일도 없고 살림살이를 애타게 걱정하지도 않으며, 일없이 조용히 앉아서 주리면 먹고 피곤하면 잠자면서 살아온 지 60여 년이 되었습니다. 집이 산골짜기에 있어서 날마다 삽주 뿌리와 황정을 캐 먹었는데, 이러한 세월이 오래되자 눈이 점점 밝아지고, 귀가 점점 잘 들리며, 빠졌던 이가 다시 돋아

나고, 다리 힘이 점점 강건하여졌습니다. 두 아들이 죽은 이후에도 손자 다섯이 있어 제 아비들처럼 봉양을 하였기에 진기를 보존할 수 있게 되었을 뿐, 내게 어찌 별다른 방술이 있겠습니까" 하였다.

생활 속에서 정, 기, 신을 보한 임노인

허균이 임노인의 이야기를 듣고 분석하여 말하기를, "내가 노인장의 말씀을 듣고 양생하는 방술을 얻었습니다. 신선이 되는 사람은 반드시 정(精)과 기(氣)와 신(神)을 보전하는 법입니다. 노인장이 다시 장가들지 아니한 것은 '정(精)'을 보전한 것이고, 음식물을 가리고 배부르게 먹지 아니한 것은 '기(氣)'를 보전한 것이며, 화를 내거나 가사를 걱정하지 아니한 것은 '신(神)'을 보전한 것입니다. 이 세 가지가 갖추어졌으니 그 많은 수명을 누리는 것이 당연합니다. 더구나 자신의 타고난 진기를 흔들지 않고 다만 주리면 먹고 피곤하면 잠자는 것은 바로 마음을 정정(靜定)시키는 첫 번째 관문이며, 삽주 뿌리와 황정 또한 약 중에서 상등품입니다. 노인장은 능히 그 일을 실행하고 또 능히 그것을 복용하였으니 신선이 되어 높이 올라갈 날이 어찌 멀겠습니까?" 하였다.

한의학에서 말하는 우리 몸의 삼보(三寶), 즉 세 가지 보물이 정(精), 기(氣), 신(神)이다. 정(精)은 인체를 구성하고 생명활동을 유지하는 기본물질로서 음식물을 먹어서 생기는 수곡(水穀)의 정과, 자손을 이어

가게 하는 생식(生殖)의 정 두 가지다.

기(氣)는 온몸을 두루 돌아다니면서 생명활동을 유지하게 하는 근원이 되는 것으로서 무형(無形), 무상(無象)이기 때문에 직접 관찰하기가 어렵다. 몸속에 기가 통행하는 곳이 경락(經絡)이고, 경락 중에서 기가 많이 모이는 곳이 경혈(經穴)로서 침과 뜸을 놓고 지압을 하는 지점이다.

신(神)은 정신 활동의 총칭이다. 정(精)이 기(氣)를 생기게 하고, 기(氣)는 신(神)을 생기게 하며, 또한 기(氣)는 정(精)에서 나온다. 그러므로 정, 기, 신은 서로 밀접한 관계로서 하나가 존재하면 모두 존재하고, 하나가 망하면 모두 망하는 것이다.

삽주 뿌리는 불로장수의 선약

삽주 뿌리는 한약명으로 '창출(蒼朮)'인데, 불로장수의 선약으로 일명 '산정(山精)'이라고 한다. 성질은 따뜻하고 맛은 쓰고 매우며 비장을 건실하게 하고 위장을 튼튼하게 하며 땀이 나게 하고 습기를 물리치는 효능이 있다. 뱃속을 따뜻하게 하고 체기를 물리쳐서 소화가 잘되게 하고, 입맛을 좋게 하며, 구토와 설사를 멎게 하고, 관절이나 근육의 통증에도 효험이 있다. 특히 비만을 방지하는 작용이 큰 것으로 알려져 있다. 연구 결과, 지방세포의 생성을 억제하고 비만 흰쥐의 체중을 감소시키는 효과가 보고되었다.

『동의보감』에 삼정환(三精丸)이라는 처방이 있다. 삼정환은 오래 먹으면 몸이 가벼워지고 수명이 연장되어 오래 살며 얼굴이 아이와 같게 된다고 기재되어 있다. 주로 비장과 신장에 작용하여 신장과 간장의 정기를 보충하고 비장을 건실하게 하며 습기를 없애주는 효능이 있으므로 노화를 억제하는 효과를 나타내는 것으로 생각된다.

삼정환은 비장이 허약하여 습기가 맺혀 있거나 간장과 신장이 쇠약하여 체력과 기억력이 떨어지며 시력이 흐릿하고 머리카락이 일찍 희어지는 증상이 나타나는 중년층이 상시 복용하기에 적합한 처방이다. 비만한 노인이 장기적으로 먹으면 좋은 약이기도 하다.

성욕이 감퇴되기 시작한 사람에게 좋은 황정

황정(黃精)은 만물을 기르는 황토의 정기를 듬뿍 지니고 있는 약재라고 하여 이름이 붙었다고 한다. 게다가 예로부터 신선들이 즐겨먹는 양식이라 하여 '선인유량(仙人遺糧)', 사슴이 즐겨 먹는 풀이라 하여 '녹죽(鹿竹)'이라는 별명도 있다. 황정은 뿌리를 약재로 쓰지만 줄기, 꽃, 열매, 싹 모두 먹을 수 있다. 황정과 비슷한 약재가 흔히 차로 마시는 둥굴레다.

황정은 오랫동안 먹으면 몸이 가벼워지고 주안(駐顏) 즉, 얼굴이 늙지 않고 수명을 연장하며 배고픔을 느끼지 않게 하는 효능이 있다. 또한 오장을 보하고 비위장을 튼튼하게 하며 기운을 끌어올려주고 피부를 곱게 하며 근골을 튼튼하게 하고 안색을 선명하게 하며 머리카락을 검게 하고 이를 다시 나게 한다. 또한 성욕이 감퇴되기 시작한 사람에게 좋은 약재로서 정력을 왕성하게 한다. 질병을 앓은 뒤에 몸이 쇠약하고 활력이 없으며 수척해진 경우에 좋은 보약이 되고, 폐가 허약하여 마른기침을 하는 경우에도 좋다.

신장을 보해서 노화를 예방하는 황정

황정을 먹고 장수했다는 옛날 얘기가 많다. 한나라 무제가 어느 고을을 지나다가 밭일을 하는 한 노인의 등에서 광채가 나는 것을 보고 기이하게 생각하여 물은즉, 동안의 이 노인이 윤이 흐르는 검은 머리카락을 휘날리면서 "오직 야산의 정기를 듬뿍 간직한 황정을 캐다가 떡을 만들어 먹은 것뿐"이라고 아뢰었다는 일화도 전해온다.

이처럼 황정은 자음 강장 효능이 대단한 약재다. 또한 소갈, 즉 당뇨병의 치료에도 활용되어 왔는데, 동물실험에서 당뇨병이 유발된 흰쥐의 혈당을 낮추고 고지혈증을 유도한 흰쥐의 혈액 내 지질을 감소시키는 것으로 밝혀졌다.

황정이 들어간 좋은 처방 중 대표적인 것으로 '이정환(二精丸)'이 있다. 이정환은 기를 돕고 정을 굳건히 지키며 단전을 보강하고 혈을 통하게 하며 얼굴에 젊음이 머물게 하는 효능을 가진 약으로서 신선이 먹는다고 한다. 불로초에 속하는 황정과 구기자로 구성되었기에 신장과 간장을 보하고 비장을 건실하게 하며 정기를 도와주는 효능이 있어 오래 먹으면 몸이 가벼워지며 늙지 않고 오래 살게 하는 불로장수의 처방이다.

신장과 간장의 음기가 허약하고 정기가 부족해져 머리와 눈이 어지럽고 노화가 일찍 시작되는 경우에 치료제로 상용되어 왔다. 한의학에서 보는 노화의 주된 원인이 신장의 허약이므로 이정환은 노화를 억제하는 처방이 되는데, 동물실험을 통해 노화의 원인이 되는 활성산소와 활성질소를 제거하고 생성을 억제하며, 각종 노화 과정을 억제하고 체중을 감소시키는 것으로 밝혀졌다.

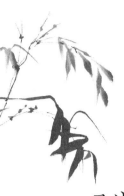

고산 윤선도,
대를 이어 전해오는 노화 억제 비책

고산 윤선도는 시조문학의 대가이자 남인의 거두로서 노론의 우암 송시열에게 맞선 정치가였다. 그는 세 번에 걸쳐 무려 14년 7개월 간이나 귀양살이를 했음에도 불구하고 85세까지 건강하게 장수했다. 그것도 마지막 유배는 74세에서 81세까지의 노구에 7년이나 되었지만 잘 극복해 내고 보길도에서 편안한 여생을 보냈다. 그의 건강 장수에는 집안 대대로 전하는 비결이 있었다.

마음의 힘을 키워준 적선의 힘

고산의 집안은 전라도에서 16세기부터 지금까지 5백 년 동안 이어져 내려오는 대단한 부잣집이다. 특히 1600년대 중반에 대규모의 간석지를 두 곳이나 조성해 놓았는데, 전남 진도군 임회면 굴포리의 백만여 평과 완도군 노화읍 석중리의 백만여 평으로서 요즘 같은 중장

비가 없던 그 당시로서는 대단한 일이었다. 집안이 그렇게 어마어마한 부잣집이었으니 풍족한 생활을 하면서 최상급의 음식과 약으로 건강관리를 할 수 있었던 것도 장수 비결에 들어간다.

하지만 고산의 집안에는 더 큰 유산이 있었으니 바로 '적선의 힘'이다. 즉 집안 자체가 기부의 중요성을 알고 실천한 것이다. 이 집안에는 '삼개옥문 적선지가(三開獄門 積善之家)'라는 말이 전해 오는데, '세 번이나 옥문을 열어준 적선의 집'이라는 뜻이다. 이것은 집 주변에 가난해서 세금을 내지 못한 지역민들이 감옥에 갇혔는데 그때마다 고산의 고조부인 윤효정이 세금을 대신 내줘 세 번이나 감옥에서 꺼내 줬다는 일화에서 나온 것이다. 해남윤씨 가문에서 적선은 가훈의 핵심덕목이라 할 수 있는데, 기부를 하는 사람은 마음이 넓고 편안해져 건강에 큰 도움이 될 것으로 여겨진다.

귀양살이를 이겨낸 고산의 의술

노년에 함경도와 전라도를 오가며 익숙지 않은 기후에서 오랜 기간 귀양살이를 하고도 건강하게 돌아와서 여생을 보낸 고산의 건강 비결에는 무엇보다 그가 뛰어난 한의사였다는 것이 크게 작용했을 것으로 보인다.

한의학과 관련해서 고산의 기록이 최초로 실록에 나타난 것은 인조 임금 때다. 인조, 효종, 현종 때 중궁전과 대비전의 의약을 위해 고산을 불러들인 것으로 볼 때, 대단한 실력을 갖추었다는 것을 짐작할 수 있다. 궁중의 내의원에는 당대 최고의 명의들이 있었지만 치료가 원활치 않았기에 굳이 고산을 불렀던 것이다.

고산은 치열하게 당파싸움을 벌인 정적 원두표(元斗杓)의 중병을 낫게 해준 적도 있다. 원두표는 인조반정에 참여하여 공신이 된 인물로서 고산의 반대당인 서인(西人)의 우두머리였다. 고산이 원두표의 부당한 처신에 대하여 효종께 상소를 올려 강하게 비판했다가 오히려 고산이 벼슬에서 파직되고 말았다.

그런 원두표가 위독해져 죽을 지경에 이르렀을 때 누군가 고산의 처방을 쓰면 나을 수도 있겠다고 했다. 정적이고 뭐고 가릴 지경이 아니었기에 아들 원민석이 고산을 찾아가 처방을 내려줄 것을 청했다. 그러자 고산은 두말 않고 처방을 내어 약을 지어 주었다. 원두표의 측근 중에는 철천지원수가 지어준 약이니 절대로 먹어서는 안 된다고 말리는 사람이 많았다. 그러나 원두표는 고산을 알기에 그 약을 먹고 병석에서 일어난 뒤 "윤선도와 원수를 맺지 말아라. 그는 나의 은인이다"라고 말했다. 그래서 고산의 뛰어난 의술이 더욱 인정받았던 것이다.

고산은 임진왜란 중에 산속의 절에 들어가 거의 독학으로 공부했다. 과거 공부도 했지만 역사, 역학, 산수, 풍수, 지리, 복서(卜書) 등 다양한 분야를 공부했고 의약도 공부하여 의학적인 배경지식까지 갖춘 만능 지식인이었다.

해남윤씨 가문은 항상 약장을 비치해 놓고 살았을 정도로 의약에 관심이 많았다. 의약에 통달한 고산은 집안에서 약포(藥鋪)를 직접 운영하여 인근에 사는 병든 사람들을 구했다는 기록이 남아 있다. 의학을 천한 기술로 여기던 당대의 시류와는 달리 직접 진료하고 처방전을 내 약을 지어주었던 것이다.

시와 음악으로 마음을 다스리는 지혜

고산은 남달리 깊은 시심(詩心)을 가진 데다 음악을 사랑했고 조예가 깊은 풍류인이었다. 일생토록 자연을 노래하는 시를 쓰고 음악과 더불어 지냈기에 귀양살이의 어려움을 극복하고 건강을 유지하며 장수할 수 있었지 않았나 싶다.

조선의 문학에서 '장가는 송강 정철이요, 단가는 고산이 제일'이라는 말이 있다. 고산의 시조를 보면 정치무대에서의 비인간적인 투쟁과 욕망 등으로부터 벗어나 자연 속에서 안락과 평화를 느꼈던 것을 알 수 있다. 잘 알려진 '어부사시사(漁父四時詞)'와 '오우가(伍友歌)'는 고산의 대표작이라 할 만큼 우리말의 아름다움을 잘 나타낸 연시조로 인정받고 있다.

또 가야금을 좋아해서 늘 가까이 두었는데, 음악을 감상하는 데 그치는 것이 아니라 직접 작곡과 연주도 했다. 고산이 음악을 즐긴 이유는 "음악이 기쁨을 돕는 소용이 있어서가 아니라 마음을 다스릴 수 있기 때문"이라고 했다. 고산은 음악으로부터 "평화롭고 장엄하며 너그럽고 치밀하며 치우치지 아니하고 바른 뜻"을 추구하고 있다고 했다. 고산에게 음악은 마음을 다스리는 도구였던 것이다.

고산의 증손자 윤두서가 요절한 것은 슬픔 때문

마음을 다스리고 마음의 힘을 키우는 것이 얼마나 중요한지 보여주는 사례가 고산의 후손 중에 있다. 걸출한 문인화가였던 공재 윤두서는 고산의 증손자이자 다산 정약용의 외증조부이기도 한데, 85세까지 장수했던 고산과는 확연히 다르게 불과 48세로 생을 마감하고 말았다. 더구나 모친이 83세까지 장수했고, 형이 72세까지, 그리고 장남도 81세까지 살았으니 해남윤씨 집안에서는 예외적으로 단명한 셈이다.

공재는 태어난 지 이레 만에 큰집에 양자로 가서 종손이 되었다. 15세에 혼인하였는데, 부인은 실학의 선구자로서 『지봉유설』을 지은 이수광의 증손녀다. 그러니 본가와 처가 모두 실학자 집안인 셈이다. 실제로 공재는 성리학은 물론이고 천문, 지리, 수학, 병법, 서예, 음악, 회화, 공장(工匠), 의학 등 다방면에 걸친 박학을 추구한 실학자였는데, 26세에 진사에 합격했으나 벼슬길에 나가지 않았다. 그렇지만 지리와 그림에 재능이 탁월하여 숙종의 명에 의해 '동국여지도'를 그렸다. 더 유명한 그림은 국보 240호로 지정된 공재 자신의 자화상이다. 예리한 관찰력과 뛰어난 필력으로 묘사를 매우 정확하게 했기 때문에 우리나라 초상화 가운데 최고의 걸작으로 손꼽힌다.

공재의 자화상을 보면 눈과 수염에서 강렬한 느낌을 받게 된다. 초상화의 눈빛에 압도되어 똑바로 쳐다보기 어렵다는 얘기가 있을 정도다. 눈에서 강력한 기운이 뿜어 나오는 것 같고 활활 타오르는 것 같은 긴 수염이 마치 기를 내뿜는 듯하다. 한의학적으로는 신장의 기가 왕성해야 수염이 풍성해진다. 그러니 공재도 신장의 정기가 강했을 것이고, 장수한 고산의 체질과 기를 물려받은 데다 종손이라 재산도 풍족했다. 그렇다면 분명 오래 살았어야 했는데 50세도 넘기지 못하고 말았다.

공재가 장수하지 못하게 된 것은 그의 삶에 슬픔이 무척 많았기 때문으로 여겨진다. 22세에 부인이 세상을 떠났고, 27세에 양아버지가 돌아가시고, 29세에는 셋째 형이 당쟁에 휘말려 귀양 갔다가 이듬해에 사망했다. 30세에는 큰형이 모함을 받을 때 함께 연루되어 고생했고, 32세에 친아버지가 돌아가셨으며, 37세에 친어머니가 돌아가셨고, 39세에는 절친한 벗 이잠이 흉서를 올렸다고 해서 맞아 죽었다. 43세에는 친한 벗인 심득경이 죽었고, 45세에는 양어머니가 돌아가셨다. 그게 끝이 아니었다. 46세에 서울을 떠나 해남으로 내려왔더니 이듬해에 맏형이 죽었다. 결국 자신도 48세 겨울에 감기를 앓다가 세상을 떠나게 된다.

20년 남짓한 세월 동안 양부모, 친부모에다 형제, 부인, 친구 등 사랑하는 사람의 죽음을 연달아 겪었던 것인데, 이처럼 마음에 큰 상처가 되는 일을 연속으로 당하면 엄청난 스트레스가 계속 쌓이므로 기운이 크게 떨어질 수밖에 없다. 그래서 의지가 꺾였고 명을 재촉한 것으로 보인다. 공재는 30여 세에 벌써 백발이 나타났다고 한다. 거기에 더해 삼년상 동안 고기를 먹지 않았는데, 연이은 상례를 치르는 동안 몸이 쇠약해질 수밖에 없었을 것이다.

공재의 사례는 정신과 육체는 둘이 아니라 하나로 연결되어 있다는 것을 잘 보여준다. '신형일체(神形一體)'이기 때문에 '정신'이 약해지면 '형체' 역시 강함을 유지할 수 없게 된다. 특히 '의지(志)'는 오장 중 신장에 연계되어 있기에 의지가 꺾이면 신장의 기운이 떨어지게 된다. 신장의 기가 허약해지면 각종 질병에 쉽게 걸리고 노화가 빨리 진행된다. 육체의 건강뿐 아니라 마음의 건강도 항상 잘 챙겨야 건강하게 오래 살 수 있다.

고산 집안의 특별한 건강식품은 비자

고산의 고택에는 '녹우당(綠雨堂)'이라는 당호가 현판에 걸려 있는데, '집 뒤의 비자나무 숲을 스치는 바람 소리가 흡사 비 오는 소리 같다고 해서 붙였다'는 설이 있다. 실제로 녹우당 뒤에는 비자나무 숲이 울창하게 우거져 있는데, 이 숲은 천연기념물 241호로 지정되어 있다.

고산의 집안에는 비자강정 만드는 법이 전해져 오고 있다. 가을에 비자(榧子)가 다 익으면 저절로 떨어지는데, 이것을 주워서 씻지 않고 그대로 항아리에 넣어 삭인다. 비자는 향이 진하기 때문에 근처에 벌레 같은 것이 없어 깨끗하다고 한다. 일주일 정도 지나면 껍질이 삭아 없어지고 땅콩껍질 같은 알맹이만 남게 되는데, 이것을 햇볕에 보름 정도 잘 말린다. 그것을 다시 따뜻한 아랫목에서 사흘 정도 더 말리는데, 흔들어 봐서 딸랑딸랑 소리가 나면 잘 말려진 상태라고 한다.

비자는 남해안과 제주도가 산지인데, 열매가 한약재로 쓰여 왔다. 비자는 차갑지도 따뜻하지도 않은 중간 성질로서 폐와 대장 경락으로 들어가 작용을 나타낸다. 옛날부터 구충제로 사용해 왔는데, 살충 효능이 있어 회충으로 복통이 있는 사람에게 특효약이다. 또한 응어리를 삭여주며 건조한 것을 윤택하게 하는 효능도 있다. 그래서 건조한 기침, 변비, 치질 등의 치료에 사용되어 왔다. 그러니 중년 이후 흔하게 생기고 고질병처럼 오래 가는 기침과 변비에 좋은 약이 되는 것이다. 그렇지만 비자를 많이 먹으면 장을 미끄럽게 하여 설사를 일으키므로 주의해야 하고, 열을 도우므로 열이 나는 기침에는 쓰지 말아야 한다.

비자 대신 쓸 수 있는 노화 억제 식품

비자를 대신할 기침과 변비에 효과가 있는 건강음식 재료로는 살구, 호두, 잣 등이 있다. 살구는 기침을 그치게 하고 천식을 가라앉히는 효능이 있고, 대변을 잘 나오게 하는 작용도 있어 무력성 변비에 좋다. 살구는 씨를 약으로 쓰는데, 한약재로는 행인(杏仁)이라고 한다. 행인은 기침, 천식의 치료에 쓰이고, 기의 소통이 원활하지 못해서 생긴 변비에도 효과가 있다. 또한 늘 가래를 뱉어내면서 숨이 차고 변비로 고생하는 노인에게 좋은 약이다.

호두는 약효가 아주 많은데, 허약해서 생긴 기침이나 천식에 탁월한 효과가 있을 뿐만 아니라 위와 장에 윤기를 주어 부드럽게 하므로 변비에도 좋다. 잣은 신선이 먹는 음식이자 가난한 선비들이 몇 알로 한 끼니를 때웠을 만큼 영양과 약효가 크다. 폐에 윤기를 주어 부드럽게 하므로 폐가 건조해서 생기는 마른기침에 좋고, 장에 윤기를 주므로 허약한 노인의 무력성 변비에 좋다. 물론 살구, 호두, 잣은 모두 노화를 억제하는 효과도 아주 크다.

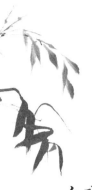

소재 노수신,
19년 귀양살이에서 복귀해 영의정에 올라

선조 때 영의정을 지낸 소재 노수신은 29세에 대과에 장원급제하여 앞날이 창창하던 젊은 관료였으나 명종 때 윤원형 일파가 벌인 을사사화에 얽혀 이조좌랑에서 파직되었다. 화는 거기서 그치지 않고 1년 반 뒤 3월에는 순천으로 유배를 가게 되더니, 윤9월에는 윤원형 일당이 꾸며낸 '양재역 벽서 사건(정미사화 : 경기도 과천의 양재역에서 '위로는 여주(女主), 아래로는 간신 이기(李芑)가 있어 권력을 휘두르니 나라가 곧 망할 것'이라는 익명의 벽서가 발견된 사건)'에 연루되어 죄가 가중되어 전라도 진도로 옮겨 19년을 보내게 된다.

하지만 조선 전기의 사람으로 76세까지 살았으니 상당히 장수한 편이다. 노수신은 한의학과 양생법에 밝았고, 사망하기 전 2년간의 치병일기인 '정청일기(政廳日記)'가 기록되어 있다. 그것도 허준을 비롯한 당대 명의들이 왕진하고 치료한 내용과 노환의 그에게 매일매일 주어진 환자식이 상세히 적혀 있다. 노수신의 얘기들은 남성들의 건강관리에 도움이 되는 점이 매우 많다.

유배의 즐거움을 찾아낸 느긋한 심성

다른 유배객들이 겪는 고통에 비하면 노수신은 비교적 안정적인 생활을 했다. 『어우야담』이란 책에 당시 저명한 시인 정사룡이 호남에 사는 노비 5명이 바치는 1년치 공물을 모두 노수신에게 보냈다는 기록이 있다. 그 덕에 노수신은 비교적 여유로운 유배생활을 할 수 있었던 것이다.

게다가 자신의 신세를 한탄하기보다 그 안에서 즐거움을 찾았을 만큼 마음의 힘이 강했다. 노수신이 쓴 글 중에 '적거사미(謫居四味)'라는 시가 있는데, 유배지의 4가지 맛이라는 뜻이다. '맑은 새벽에 머리를 빗는 맛, 늦게 아침밥을 먹고 천천히 산보하는 맛, 환한 창가에 앉아 햇볕을 쪼이는 맛, 등불을 밝히고 책을 읽는 맛'이다. 한가롭고 여유롭게 지내는 생활을 표현한 것이니 유배지에서도 마음만은 편안하게 지냈던 것 같다. 귀양을 온 죄인의 몸으로 계획적으로 일과를 짜서 공부도 하고 산책도 하며 즐겁게 지냈으니 당연히 건강은 좋다고 봐야겠다.

노수신은 술을 아주 즐겨하여 매일 밤 술을 한 병씩 마셨다고 한다. 겨울이면 청동 주전자에 술을 따라 화로 위에 데워 마시고 때로는 만취하기도 했는데, 그럴 때면 시흥이 돋아 시를 짓곤 했다. 낚시도 즐겨 하여 진도에 있는 동안 일곱 군데의 낚시터를 돌아다니며 마음을 달랬다고 한다. 그중에서 지산면 거제리 바닷가의 태공바위는 그가 가장 즐겨 찾던 곳이라고 하는데, 네댓 명이 둘러앉아 술잔을 주고받을 만하기에 '조대터'라고 불렀다고 한다.

노수신은 진도에서 첩을 두고 자식도 3남1녀를 낳았다. 그 딸은 『동의보감』을 지은 허준의 동생인 허징에게 시집을 갔다. 그리고 노수신은 진도의 이웃들과 잘 어울려 지냈다. 나이가 같은 사람들과 동갑계도 만들고 이웃이 주는 술도 종종 받았으며, 향교에도 자주 드나들며 선비들과 교유했다고 한다. 진도의 풍토에 동화된 듯 살았다는 것이다. 또한 전라우수영이나 섬 남쪽 끝에 있는 남도진에도 자주 출입하여 군관들과 잘 어울렸다고 한다. 그렇게 잘 어울려 지냈으니 마음이 편하고 건강이 유지될 수 있었을 것으로 보인다.

독서와 학문에 몰입하는 것도 힘이 된다

노수신은 젊은 나이에 귀양을 와서 열심히 책을 읽고 글을 쓰며 지냈는데, 겨울이면 굴 속 같은 방안에 틀어박혀 책을 읽었고, 특히 논어와 두보의 시는 2,000번 넘게 읽었다고 한다. 그가 시의 대가로 칭송받고 나중에 정승이 되는 데도 유배 시절의 독서가 바탕이 되었음은 두말할 필요가 없을 성싶다. 정승이 된 뒤에도 진도에서 갖게 된 독서 습관을 버리지 않았으니, 조선 왕조를 통틀어 책을 많이 읽은 선비를 꼽을 때 노수신이 빠지지 않는다.

노수신은 주자학에 양명학까지 두루 섭렵하였기에 진도에 있는 동안 많은 학자들이 찾아와 학문을 논의할 정도로 존경을 받았다. 많은 유생, 선비들과 스님들이 다녀갔다고 한다. 퇴계 이황과 서신을 주고 받으며 사상 논쟁을 한 것도 유명한 일화로 남아 있다.

또한 진도에서 다섯 곳을 옮겨 다니며 살았는데 머무는 곳마다 서당을 설치하여 지역의 자제들을 가르치는 데 정열을 쏟았다고 한다. 그 중에서도 진도읍 동외리에 있는 서원골에 지은 삼간 초옥 '소재'에서 가장 많은 일화를 남겼다. 인근 영암, 해남의 유생들도 그에게 배우기 위해 찾아왔다고 하니 그 학문의 넓이와 깊이를 짐작할 수 있다. 또한 섬 주민들을 계몽하고 교화시키는 데도 힘썼다. 그래서 진도에 유학의 풍속과 선비의 풍속을 진작시킨 '진도 개화의 원조'로 불린다.

지극한 효심도 건강 장수의 비결

노수신은 부모를 향한 효심이 지극했다. 부모의 안색을 살펴 기쁘게 할 수 있는 일이라면 극진히 하지 않는 일이 없었다고 한다. 심지어 조정에서 일을 마치고 퇴청하여 집에 돌아오면 소매 짧은 옷을 입고 부엌에 들어가 몸소 음식을 만들어 부모에게 올렸다고 하니 조선 시대 명문가의 양반으로서는 아무도 엄두낼 수 없는 획기적이고 진보적인 일이었다. 그는 나중에 관직이 높아진 뒤에도 이를 계속했다고 한다.

심지어 진도에서 유배 생활을 하는 동안에도 부모 봉양을 위해 정성을 다했다고 한다. 아침저녁으로 부모님을 봉양하지 못하지만 맛좋은 음식을 거르게 할 수는 없다며 고향인 상주 방면으로 보내는 인편을 만나 모아둔 음식을 보내드렸던 것이다. 유배지에서도 고기를 낚고 꿩을 사냥하여 갈무리해 두었다가 어버이께 보내는 효심은 비할 데가 없다.

그뿐만이 아니다. 노수신의 나이 53세가 되어 20년 만에 유배에서 풀려난 뒤에 홍문관 교리로 임명되었지만 두 달 만에 부친의 병환을 이유로 사직하고 낙향해 버린다. 선조는 노수신에게 돌아올 것을 재촉하다가 세 달 뒤에 벼슬을 높여 홍문관 직제학에 임명한다. 그러나 노수신은 한 달 뒤에 "신의 아비는 73세로 여위고 늙어 노환이 대단하며, 어미는 72세로 걱정과 노고로 병을 얻어 숨이 차나이다. 신이 귀양살이를 할 때는 어찌할 수 없었으나 지금은 외람되이 영달하여 몇 달째 봉양을 못했습니다. 고향으로 돌아가서 어버이를 봉양하다 죽어 어버이와 함께 구천에 가기를 바랍니다"라는 해직의 소를 올린다.

선조는 부모를 봉양하겠다는 정성을 들어주지 않을 수도 없고, 그렇다고 현자를 잃고 싶지 않았기에 노수신에게 고향에 내려가 부모를 한양으로 모시고 오도록 했다. 노수신이 고향에 가 보니 어버이의 병이 위중해서 모시고 올 형편이 아니었기에 다시 해직상소를 올렸는데, 선조는 어찌할 수 없어 고향에 가까운 곳인 청주목사에 임명하여 부모를 봉양하게 해주었다.

군주의 기관, 심장을 중시한 양생법

노수신은 유학만을 공부한 것이 아니라 양명학이나 불교, 도가 등 다양한 영역을 섭렵했기에 한의학과 양생법에도 매우 밝았다고 한다. 특히 그의 부친이 서민들의 병을 치료하는 활인서 별제를 지냈기에 가학을 이어받은 것이기도 하다.

노수신의 문집인 『소재집(穌齋集)』에 양생법이 나온다. '한 몸과 만 가지 일 중에서 제일 중요한 것은 심(心)이니 심이 오장육부 가운데 군주의 기관이기 때문이다. 다음은 비위(脾胃)로 장부에 영양을 주어 혈기(血氣)의 근간이 된다. 다음은 신장(腎臟)으로 정(精)을 보존하고 뼈를 주관하니 한 몸의 근본이라 할 만하다.

노수신은 오장 가운데 심장, 비위장, 신장의 순서로 중요성을 말했는데, 한의학 이론에서 크게 벗어나지 않는다. 한의학에서 심장을 '군주지관(君主之官)'이라고 한다. 그런데 한의학에서는 신장과 비장의 역할을 가장 중시하여 각각 선천과 후천의 근본이라고 한다. 학자들에 따라 신장을 더 중시하기도 하고 비장을 더 중시하기도 한다. 그리고 『동의보감』에서는 정(精)을 가장 중시하여 정으로부터 출발하여 심으로 설명한다. 그런데 사실 신장과 비장의 건강도 중요하지만 기본적으로 마음의 건강이 우선인 것도 사실이다. 마음이 건강하지 않고서는 몸이 건강할 수 없기 때문이다. 그러니 유학자의 입장에서 보면 심이 제일이라고 볼 수 있다.

노수신의 음식 양생법 실천하기

가장 먼저 적절한 식생활이 중요하다는 것을 『소재집』의 음선지절에 밝혀 놓았다. 첫째, 음식을 절도 있게 먹는 것을 중시했는데, 사실이것은 한의학의 최고 원전인 『황제내경(黃帝內經)』에 나와 있는 이야기다. 과식하는 것, 때가 아닌데 먹는 일을 금했을 뿐만 아니라 배가고프거나 목이 마를 때만 먹고 마시도록 하여 과욕을 금하라고 했다. 이것은 당나라의 명의 손사막이 배가 고프면 식사를 하고 목이 마르면 물을 마시고, 음식은 자주 먹되 적게 먹으라고 한 것과 일맥상통한다. 배가 안 고픈데 자꾸 먹고, 목이 마르지도 않은데 자꾸 마시는것이 문제가 되는 것이다.

둘째, 음식을 먹는 방법도 중요하다. 식욕은 색욕과 함께 조절하기어려운 인간의 욕망이니, 음식을 먹을 때 자주 조금씩 먹어야 하며자주 많이 먹는 일을 피해야 한다고 했다. 급하게 먹어서는 안 되며조금씩 삼키며 천천히 씹어서 넘기라고 했다.

셋째, 음식의 종류는 고량진미를 피하라고 하였다. 고량진미는 위장의 조화를 망쳐 백병의 원인이 된다고 여겼기 때문인데, 사실 조선시대에 늘 고량진미를 즐겨먹었던 탐관오리는 오래 살지 못했고, 소박한 음식을 먹었던 청백리들은 장수했다. 배가 부르도록 고기를 먹어서는 안 되며, 날 것, 지나치게 찬 것, 딱딱한 것, 태운 것, 끈적끈적한 것, 미끌미끌한 음식 등을 피하라고 했다. 특히 생선회 등 날 것을좋아하는 당시의 풍습을 비판했는데, 회를 먹으면 벌레에 감염된다고 지적했다. 실제로 조선시대에는 민물고기 회를 먹고 디스토마에 감염된 사람이 많았다. 그것도 적당히 먹으면서 마늘이나 생강을 함께 먹었다면 어느 정도 예방이 되기도 했겠지만, 워낙 민물고기 회를 즐겨 문제가 되었다고 한다.

음식을 먹고 난 뒤 자기 전에 반드시 산책을 하여 소화를 돕도록 강조했다. 100보 이상을 산책하라고 했는데, 사실 그 정도는 얼마 되지 않지만 나이가 들수록 걷기의 중요성은 더욱 커진다. 그리고 배를 자주 손으로 문질러주라고 했는데, 이것은 당나라 때의 명의 손사막의 기공체조와 건륭황제의 체조법에 나오는 것이다. 손바닥을 마주 대고 36회 마찰시킨 뒤 손을 깍지 끼고 시계방향으로 배를 36회 문지르면 소화, 흡수를 돕고 배의 가스를 없애준다.

체질에 따라 달라지는 숙취 해소법

노수신은 지나친 음주가 가장 문제임을 지적하고 있다. 과음을 하면 '풍(風)'을 불러들여 신장과 위장을 손상시키기 때문이다. 술은 단지 혈맥을 소통할 정도이거나 정신과 기운을 북돋을 때 그리고 풍한(風寒)을 피해 몸을 덥힐 정도, 약을 복용할 때 약 기운을 돕는 정도라면 허용할 수 있다고 했다.

그런데 실은 노수신이 술을 꽤 즐겼다. 진도에서 귀양살이를 하는 동안에 매일 밤 술을 마셨고, 이웃사람은 물론이고 전라우수영이나 남도진의 군관들과도 어울려 술을 마셨다고 한다. 하지만 절제할 줄 알았기에 술로 인한 탈은 없었다. 노수신이 말하는 술 마신 뒤에 주의사항에는 다음과 같은 것들이 있다.

음주 후에는 절대로 단 음식과 면류를 먹어서는 안 되고, 과음 후에는 물을 마셔도 안 된다. 『동의보감』에 술을 좋아하는 사람은 단것을 좋아하지 않는다고 나오는데, 술을 자주 마시는 사람이 단것을 먹으면 술기운이 발산되지 못하고 주담(酒痰)이 생기게 되므로 피하라는 것이다. 또한 막걸리를 마시고 밀가루음식을 먹으면 기가 소통되는 통로가 막히므로 피하라고 한 것이다.

술이 깨지 않고 갈증이 있을 때 냉수나 차를 마시면 술과 같이 신장에 들어가서 수독(水毒)이 되어 맺혀 허리와 다리, 방광에 장애를 주고 부종과 소갈이 생기게 되므로 피하라고 했다. 그런데 체질에 따라 좀 다를 수 있으니 위장 기능이 강하고 열이 많은 사람은 냉수나 동치미를 마시는 것도 괜찮다. 『동의보감』에는 술에 취한 뒤에 바람을 쐬는 것과 억지로 밥을 먹는 것을 피하라고 했다. 특히 나이가 들수록 추운 날씨에 술을 마시고 밖을 다닌 뒤에 혈압이 오르고 중풍이 발생하거나 혹은 입이 돌아가는 와사풍이 오기 쉬우므로 주의해야 한다.

생활 속에서 실천할 수 있는 건강습관

『소재집』에는 평소 실천할 수 있는 건강법도 두루 실려 있다. 지나치게 오랫동안 앉아 있거나 누워 있으면 기운이 손상되므로 주의하라고 했다. 오래 누워 있으면 기가 가라앉게 되는데, 운동을 하지 않고 활동이 부족하면 기의 소통이 원활하지 않아서 담이 생겨나므로 각종 질병이 야기된다. 너무 안일하게 쉬고 활동하지 않을 경우에 몸이 찌뿌듯하며 결리고 아픈 증상 등이 나타나는 것과 마찬가지다.

그리고 빗질을 자주 하라고 했는데, 머리를 자주 빗으면 풍을 제거하고 눈을 맑게 한다고 했다. 손사막의 기공법에도 손바닥을 36회 마찰시켜 열이 나게 한 뒤 이마로부터 머리를 쓸어 올려 뒷목까지 밀어주는 동작을 아침에 일어나 10회 반복하라고 했다.

집을 관리할 때도 거실에 바람이 들지 않게 방비를 잘 해야 한다고 적고 있다. 또한 실내가 너무 건조하지 않아야 하고 습하지도 않아야 한다. 또한 방 안팎을 정결히 하여 나쁜 기운이 없도록 해서 급성 전염병을 예방해야 한다고 강조했다. 바닥에 앉을 때는 남쪽을 향해 앉아야 하며 잠잘 때는 동쪽으로 머리를 두도록 권했다. 방 안에도 문쪽에는 발을 치고, 뒤에는 병풍을 쳐서 바람을 차단하도록 했다.

또한 방안의 명암, 즉 밝고 어두움을 적당히 조절하라고 했는데, 한의학에도 이런 내용이 있다. 방의 명암이 너무 높아도 좋지 않고 너무 낮아도 좋지 않다. 방이 너무 환하면 양기가 성하여 밝음이 많아서 안 되고, 방이 너무 어두우면 음기가 성하여 어둠이 많다. 밝음이 많으면 '혼(魂)'이 상하고, 어둠이 많으면 '백(魄)'을 상하기 때문이다. 혼과 백은 흔히 혼백이라고 하는 것으로, 한의학에서 사람의 정신을

혼, 신, 의, 백, 지로 나눈 것에 들어간다. 혼은 '양(陽)'이고 백은 '음(陰)'이므로 명암 조절이 안 되면 음양의 조절에 문제가 생겨 질병이 발생하기 쉽다.

3장

절제와 금욕으로
심신을 단련한
인물들

성호 이익 , 소식과 콩으로
병약한 몸을 지킨 명인

조선 후기의 대표적인 실학자로서 『성호사설(星湖僿說)』을 지은 성호 이익은 성리학에서 출발하였으나 천문, 지리, 율학, 산학, 의학 분야까지 능통한 그야말로 박학다식한 인물이었다.

그는 부친이 평안북도 운산에 귀양을 가서 당시로는 상당히 늦은 나이인 54세에 낳은 막내아들이었다. 늙은 부친에게서 태어난 데다 이듬해에 부친이 유배지에서 세상을 떠난 탓인지 어려서부터 몸이 허약해서 10세까지 글을 배울 수 없을 정도였다고 한다. 그런데도 무려 83세까지 장수했던 비결은 무엇일까.

가난 때문에 시작된 소식 습관으로 건강 유지

이익이 장수할 수 있었던 가장 큰 비결은 절식, 소식한 덕분으로 보인다. 살림이 어려워서 농사짓기에 전력을 기울여 그것으로 생계를 유지하는 검소한 생활을 하면서 잡곡밥에 된장, 고추장, 김치, 나물 등으로 이루어진 소박한 식단으로 적게 먹었던 것이다. 더하여 그는 의학에도 능통하였기에 체질에 맞는 음식을 먹으며 건강관리를 잘 했던 것으로 전해진다.

그는 『성호사설』에 다음과 같이 적고 있다.

"나는 천성이 책을 좋아해 날마다 끙끙대며 읽느라고 베 한 올, 쌀 한 톨 내 힘으로 장만하지 않는다. 천지간의 좀벌레 한 마리란 말이 어찌 나 같은 존재를 가리키는 것이 아니랴. 요행히 선대가 남기신 전답이 있어서 몇 섬 몇 말을 거둔다. 게서 나오는 식량을 절약하여 많이 먹지 않는 것으로 첫째가는 경륜이자, 양책을 삼는다. 무릇 한 그릇에서 한 홉의 쌀을 덜어낸다. 하루에 두 그릇 먹으면 두 홉이고, 한 집이 열 식구라면 두 되가 될 것이다. 일만 가구가 사는 군이라면 이천 말이나 되는 많은 식량이 쌓인다."

음식 양생법의 기본이 소식이다. 소식은 비만을 예방해 주기 때문에 성인병에 걸리지 않고 건강하게 살아가기 위한 최상의 방법 중 하나인 것이다. 소식하는 경우에 암 유전자의 발현이 억제된다고 보고되어 있다.

청백리가 장수하는 공통된 이유

청빈하고 검소하게 살았던 사람 중에 장수한 사람이 많다. 청백리에 선정된 관료들 중에 상당수가 장수했는데, 황희(90세), 맹사성(79세), 이원익(88세), 김상헌(83세) 등이 대표적이다. 그 외에 우암 송시열, 퇴계 이황, 다산 정약용 같은 선비들도 소식과 장수로 유명하다.

1,400여 년 전에 무려 102세까지 장수했던 당나라 명의 손사막은 식사는 자주 하되 자기 양의 70~80% 정도로 적게 먹으라고 했다. 밥은 적게 먹되 반찬은 많이 먹으라고 했고, 특히 배가 고프면 식사를 하고 목이 마르면 물을 마시라고 했다. 당송팔대가의 한 사람인 소동파는 '절음식설(節飮食說)'이라는 글에서 하루 동안 술 한 잔, 고기 한 조각만 먹겠다고 하면서 음식을 절제하는 것이 최고의 건강법이라고 밝힌 바 있다.

가장 효율적인 노화 방지책은 소식

소식은 지금까지 밝혀진 노화 조절법 가운데 가장 효율적이면서 세계의 노화 학자들이 입을 모아 그 효과를 인정하고 있는 대표적인 방법이다. 소식은 몸 안에 염증이 생기는 것을 억제하고 활성산소와 활성질소가 만들어지는 것을 막아 노화를 지연시키는 것으로 알려져 있다.

이를 증명하듯 세계적인 장수촌의 노인들은 모두 소식을 하는 것으로 알려지고 있다. 히말라야의 훈자 사람들은 하루에 단백질 50g,

지방 30g, 탄수화물 350g 정도로 약 1,900칼로리를 섭취한다고 한다. 서양인들이 먹는 단백질의 절반 정도, 지방의 1/3 정도밖에 안 되는 양이다.

남미 에콰도르의 빌카밤바 사람들은 하루에 1,800칼로리 정도로 적게 먹는다. 캅카스 지역의 그루지야 사람들은 도정하지 않은 곡물로 만든 빵이나 옥수수죽 그리고 채소 등의 저칼로리 음식을 푸짐하게 먹고 포도, 자두 등의 과일도 먹지만 2,200칼로리를 넘지 않는다. 그래서 노인들 중에는 살찐 사람이 거의 없다고 한다.

오키나와도 마찬가지다. 100세 이상 장수 노인들의 하루 평균 섭취량이 남자 1,400칼로리, 여자 1,100칼로리 정도라고 한다. 노인이되면 활동량이 적어지니 먹는 양도 젊은 사람에 비해 적어지는 것은당연한 일이지만 그래도 절반 정도밖에 되지 않는다. 그리고 오키나와 전통식의 열량은 하루 평균 1,000칼로리 정도라고 한다. 미국 국립보건원이 1976년부터 일본 오키나와의 장수 노인들을 연구한 결과 80% 정도로 소식하여 노인성 질환이 적다고 보고한 바 있다. 칼로리 섭취는 적고 활동량은 많기에 살찐 사람이 거의 없는 것이다.

그런데 근래 들어 85세 이상은 여전히 건강하고 사망률도 전국에서 가장 낮지만, 60세 이하는 간질환 사망자 비율이 전국에서 가장높아지면서 평균 연령이 지속적으로 낮아지더니 2005년 조사에서는일본의 43개 현 중에서 평균 78.64세로 전국 25위로 떨어졌다. 식생활 면에서 전통 음식 대신 미군과 함께 들어온 햄버거, 콜라 그리고 스테이크 등의 패스트푸드 맛에 빠진 탓이다. 오키나와는 일본에서 햄버거 가게가 가장 먼저 생긴 곳이기에 다른 지역보다 먼저 그 맛에 빠져들었고, 육류 위주의 서구식 식생활도 먼저 보급되었다. 둘째는 운동 면에서 자동차가 일반화되면서 활동량이 줄어들었기 때문이다.

소식하는 사람들에게 꼭 필요한 식품은 콩

성호 이익이 소식을 하고 육식을 하지 않는 가운데 반드시 먹었던 식품이 있는데, 바로 콩이다. 그는 매일같이 콩 식품을 먹었다고 한다. 심지어 친척들을 모아 '삼두회(三豆會)'를 조직했을 정도인데, 삼두회는 콩죽, 된장, 콩나물 등 콩으로 만든 음식을 먹으며 절식 생활을 하자는 취지로 만든 모임이다.

조선시대에는 육류가 아주 귀했고 또 이익은 벼슬자리에 나서지 않아 살림이 넉넉지 못했기에 육식을 하기 어려웠는데, 그럴 경우에는 단백질이 부족해져 문제가 생길 수 있다. 이익은 매일 콩을 먹었기에 영양 부실을 막아서 건강을 유지하고 83세까지 장수하는 데 큰 도움이 되었던 것으로 생각된다.

콩은 '밭에서 나는 소고기'라고 불릴 만큼 식물성 단백질이 풍부할 뿐만 아니라 곡류에 부족한 라이신, 시스테인, 트립토판을 비롯하여 아르기닌, 글루타민산 등의 아미노산이 풍부하게 들어 있다. 칼륨, 칼슘, 인 등의 미네랄, 비타민 B_1 및 B_2 등이 들어 있고, 비타민 E가 상당량 들어 있어 미용과 노화 방지에 좋다. 또 불포화지방산이 들어 있어 콜레스테롤을 줄여서 동맥경화를 예방한다. 혈당을 떨어뜨리므로 당뇨병에 좋고, 혈압 상승을 억제하므로 고혈압이 있는 사람에게도 좋다. 심장병, 비만의 예방과 치료에도 도움이 된다.

또한 콩에는 이소플라본이란 성분이 들어 있는데, 여성호르몬인 에스트로겐과 구조가 비슷해서 식물성 에스트로겐이라고 불린다. 그래서 여성 갱년기장애에도 도움이 된다. 그 중 제니스틴이란 물질은 뼈의 형성을 촉진하고 뼈의 재흡수를 막아서 골다공증을 예방하고 악성종양의 증식을 억제하여 유방암, 직장암, 전립선암 등에 대한 항암 효과를 나타낸다. 동맥경화, 심장병, 중풍의 예방과 치료에도 좋고 안면홍조, 과민반응, 수면장애 등의 갱년기장애 증상의 개선에도 도움이 된다.

해독 효과 우수해 한약재로 활용되는 콩

콩을 한약으로 쓰는 것은 해독 효과가 우수하기 때문이다. 각종 약물에 중독되었을 때 한방에서 가장 흔히 쓰는 해독제가 바로 검은콩과 감초를 함께 달인 '감두탕(甘豆湯)'이다. 공해와 중금속 등의 유해물질로부터 위협받고 있는 요즘 시대에 해독제가 되는 콩을 상용하는 것은 건강에 매우 좋은 일이다. 원래 콩이나 팥, 녹두 등 콩류 식품은 모두 해독효과가 뛰어나다.

그렇다고 해서 콩을 무조건 많이 먹는 것도 문제가 있다. 콩도 너무 많이 먹으면 기를 막히게 하고 담을 생겨나게 하며 기침을 유발할 수 있고, 몸을 무겁게 한다. 얼굴에 누런 부스럼을 생기게 할 수도 있다. 그렇지만 콩으로 만든 된장, 청국장, 두부 등은 많이 먹어도 별 문제가 없다.

콩은 색에 따라서도 약효에 차이가 있다. 검은색은 신장과 연계되므로 검은콩은 주로 신장에 작용하여 신장의 정기를 보강하고, 어지럽고 눈이 흐릿한 것을 밝게 해준다. 그밖에도 검은콩은 혈을 잘 통하게 하고 경맥을 통하게 하며 소변과 대변을 잘 나오게 한다. 그래서 몸이 붓는 것을 치료하는 등 신장병에 쓰이고, 당뇨병에도 좋다. 또한 심장을 진정시키는 효능이 있으며 비장을 건강하게 하고 팔다리가 저리고 아프며 떨리는 데도 활용된다.

누런색은 비위장과 연계되므로 누런 콩은 비위장을 건강하게 하여 소화를 돕는 효력이 크다. 그래서 비위장이 허약하여 입맛이 없고 수척하며 기운이 없는 사람에게 알맞은 음식이다. 또한 대장을 이롭게 하여 대변을 잘 나오게 하는데, 섬유질이 대장암 예방에 좋다. 해독제로 검은콩이 많이 쓰이지만 누런 콩과 흰콩의 해독 효과도 뛰어나다. 음식물에 중독되었을 때 누런 콩으로 즙을 내서 마시거나 혹은 갈아 마시고 토하면 낫는다.

흰콩은 종기와 창독에 붙이면 농과 독을 빨아내는데, 흰콩을 삶은 즙도 각종 독성 물질에 대한 해독 효과가 크다. 푸른색인 완두콩은 비위장의 기를 돕는 효능이 있어 뱃속을 편안하게 조화시켜 주며 비위가 허약한 사람이 구토, 구역이 있거나 산후에 젖이 잘 나오지 않는 경우에 쓰인다. 또한 소변을 잘 나오게 하고, 창독을 풀어주는 효능이 있다. 곽란(癨亂 식중독)에 걸려 근육이 뒤틀리고 경련이 생기는 경우에도 쓰였는데, 푸른색은 간과 연관이 있고 간이 근육을 주관하기 때문이다.

운동부족으로 결리고 저릴 때는 콩나물국이 특효

콩나물은 술 마신 뒤에 해장국으로 좋다. 알코올 분해효소를 만들게 하는 아스파라긴산이 많이 들어 있기 때문으로 알려져 있는데, 한의학에서는 콩나물이 열을 내리고 습기를 풀어주며 땀을 잘 나게 하는 것으로 본다.

콩나물은 '우황청심원'에 들어가는 한약재로서 이름이 대두황권(大豆黃卷)인데, 습기와 열기, 특히 위장에 쌓인 열을 풀어주며 기운을 잘 통하게 하는 효능이 있다. 그러므로 몸속에 노폐물과 덩어리가 쌓여 오래된 것을 풀어 주고, 어혈도 없애 주고, 땀을 잘 나게 하는 효능이 있다.

콩나물은 몸이 퉁퉁한 사람이 운동부족으로 찌뿌듯하고 결리고 저리거나 근육이 뒤틀리고 무릎이 아픈 경우에 좋다. 단순한 감기몸살에는 콩나물국만 먹어도 쉽게 회복될 수 있다. 몸이 붓거나 가슴과 배에 물이 많아 배가 부르고 답답한 것을 치료하며 소변이 잘 나오지 않는 데도 좋다. 그러나 콩나물은 약간 서늘한 성질이므로 속이 차서 설사하거나 손발이 찬 사람은 많이 먹지 않는 것이 좋다.

해독과 성인병 예방에 좋은 된장

메주는 한약재로 쓰여 왔는데, 이름을 두시(豆豉)라고 한다. 몸살로 열이 많고 머리가 아픈 경우에 열을 내리고 나쁜 기운을 몰아내서 낫게 해준다. 피부병, 감기, 위장 장애 등의 치료에도 쓰였다. 또한 가슴에 열이 있어 답답하고 잠이 오지 않는 경우에도 약이 된다. 히스테리가 있는 여성들의 가슴에 열이 쌓여 맺히고 답답한 것을 해결하는 데도 효과가 있다.

된장은 식욕을 돋우는 음식인 동시에 소화력이 뛰어난 식품으로 음식을 먹을 때 된장과 함께 먹으면 체할 염려가 없다. 민간요법에서는 체했을 때 된장을 묽게 풀어 끓인 국을 한 사발 먹으면 체한 기가 풀어진다고 전한다. 생선, 육류, 채소, 버섯의 독을 푸는 데 효과가 있고 뱀, 벌레, 뱀독 등을 다스리는 데 효험이 있다. 그리고 야외에서 물고기를 잡아 매운탕을 끓일 때 된장을 풀어 넣으면 해독도 되고 소화도 잘 된다.

된장에는 비린내를 없애는 효과도 있으므로 고등어나 게 등 비린내 나는 생선이나 육류 요리에 섞어 쓰면 냄새를 없애고 맛을 돋울

수 있다. 된장, 청국장이 면역기능을 증강시켜 암을 비롯한 성인병 예
방에 좋다는 것은 이미 알려진 사실이다. 항암 효과가 탁월하고, 간
기능 회복과 간 해독 작용이 있고, 항산화 효과가 있어 항노화 작용
을 나타낸다. 고혈압 예방효과도 있고, 콜레스테롤을 떨어뜨리고, 노
인성 치매를 예방한다. 골다공증 예방에도 좋다.

된장 속에 함유된 지방은 대부분 불포화 지방산 형태로 콜레스테
롤 함량이 낮고, 동물성 지방과 달리 동맥경화나 심장질환 등을 유발
할 염려가 없다. 오히려 콜레스테롤이 체내에 쌓이는 것을 방지하고
혈액의 흐름을 원활히 하는 역할을 하므로 심혈관계 질환에 도움이
된다.

연암 박지원에게 배우는
열이 많고 강직한 사람의 양생법

『양반전』, 『허생전』, 『호질』 등의 소설을 지은 문장가로 유명한 연암 박지원은 일찍이 과거를 포기하여 벼슬길에 나서지 않고 조용히 지냈다. 사은사(謝恩使)로 가는 삼종형(三從兄)을 따라 청나라에 다녀와서 쓴 『열하일기(熱河日記)』로 인해 일약 사회 명사로 떠올랐는데, 그 영향력이 오늘에 미치고 있으니 그의 문재(文才)를 짐작할 만하다. 가난한 살림에다 지인들의 배신 등으로 어려움을 겪었지만 69세까지 살았으니 당시로서는 비교적 장수한 편이다.

충분한 휴식으로 생활의 완급 조절

연암은 여름이면 연암골의 더위를 피하여 서울 집에 혼자 와서 지냈다. 그때의 생활을 묘사한 기록이 '수소완정하야방우기(酬素玩亭夏夜訪友記)'라는 글에 나온다.

"나는 본디 성품이 게으른데다가 이 철에는 더욱 게을러져 경조(慶弔)의 인사치레도 전폐하는가 하면 며칠씩 세수도 안 하고, 열흘 동안 망건도 안 쓴다. 졸다가 책 보고, 책 보다가는 졸고 해도 아무도 깨우는 사람이 없다. 그래 진종일 자기만 하는 날도 있다. 더러는 글도 쓰고 혹은 새로 배운 철금을 뜯기도 한다."

이 시기의 연암은 보통의 선비와는 다른 모습을 보여주는데, 게으름을 즐기며 충분한 휴식을 취했다고 볼 수 있다. 연암은 몸이 비대하고 더위를 잘 타는 편이었다. 게다가 평소 연암골에서 워낙 힘들게 살았기에 여름 한 철을 느긋하게 지냈던 것이다.

늘 바쁘게 살던 사람은 가끔은 긴장을 풀고 게으름을 부릴 필요가 있다. 생활의 완급과 강약 조절은 건강을 지키는 데 매우 중요한 요소다.

평소 연암은 잠이 적어서 매양 자정을 지나 닭 우는 소리를 듣고서야 비로소 취침하였으며 동이 트기 전에 일어났다고 한다. 일어나면 창문이랑 방문을 활짝 열었는데, 눈 내리는 날이나 얼음이 언 추운 아침에도 그렇게 하지 않은 적이 없다고 한다. 특히 40대 초반에 이르러 당시 정권을 잡고 있던 홍국영으로부터 신변의 위협을 느껴 가족을 이끌고 연암골로 피신하여 부지런하게 일했다. 그는 직접 농사를 지었는데, 밭에 뽕나무를 심어 누에를 치고, 밤과 배 등 여러 과실수를 키우고, 벌을 쳐 꿀을 채취하는 등 곡식 외에도 다각적인 영농법을 실천한 실학자였다.

검소하고 청빈한 가풍이 대사증후군과 성인병 예방

연암의 반남박씨 가문은 왕비와 부마를 여러 명 배출하고 숱한 정승과 판서가 나온 대단한 명문가다. 그럼에도 불구하고 집안 대대로 부귀와 안일을 추구하지 않았다. 근면검소하게 생활하여 가재도구도 열에 예닐곱은 없을 정도였고 한 폭의 비단도 없었다고 한다. 연암의 조부인 박필균은 경기도 관찰사를 지냈지만, 청렴결백과 근검절약을 실천했다.

집안에서 후손들을 가르칠 때도 이를 철저히 가르쳤다고 한다. 아들들에게 가르치기를 "너희들이 장차 벼슬하여 녹봉을 받는다 할지라도 넉넉하게 살 생각은 하지 마라. 우리 집안은 대대로 청빈하였으니, 청빈이 곧 본분이니라"고 하였다.

이 집안은 심지어 '탈속반(脫粟飯)'을 먹었다고 한다. 탈속반은 한 번 찧은 쌀로 지은 밥으로 아주 거칠었는데, 이것도 이 집안의 건강장수 비결이라고 할 수 있다. 이처럼 현미로 지은 밥을 먹는 것은 대사증후군이 올 위험을 크게 줄인다고 한다. 여기에 더해 기름진 음식도 별로 먹지 않았으니 성인병에 걸리지 않은 것이다.

강직하고 열이 많은 사람의 양생법

연암은 69세가 아니라 훨씬 더 장수할 수 있는 여건을 갖추고 있었다. 그렇지만 그러지 못한 데는 몇 가지 이유가 있다. 연암은 중년 이후 험난한 일들을 겪으며 울적한 마음을 펴지 못해 늘 울화가 치밀어 오르는 병이 있었는데, 특히 66세에 조부의 묘를 포천으로 이장하고 난 뒤 산변(山變)을 당했다. 산변은 조상의 묘소가 남에 의해 파헤쳐지거나 훼손당하는 일이다. 이 사건 이후 더욱 애통해 하고 상심하는 바람에 68세 때의 여름 이후 병세가 극도로 심해졌으나 약을 먹지 않았다고 한다.

당시 의술에 뛰어났던 김기순이라는 사람이 연암에 대해 논한 글이 있다.

"순양(純陽)의 기품을 타고나 음기가 섞이지 않았다. 높고 밝음이 지나쳐서 매양 부드러움으로 일을 이루는 힘이 부족하고 강직함과 방정함이 지나쳐서 항상 원만한 뜻이 적다. 강직하고 불의를 참지 못하는 태양증(太陽證)에 해당된다. 선현에 견준다면 송강 정철, 남명 조식에 가깝다. 지금과 같은 말세를 살아감에 도처에서 모순을 느낄 테니 삭이지 못하고 억눌러 둔 불편한 마음이 훗날 반드시 울화증으로 나타날 것이다. 그럴 경우 그 병은 약이나 침으로 고칠 수 없다."

순양의 성질을 가진 것으로는 담배가 대표적인데, 당연히 열성이다. 연암도 더위를 많이 타는 편이고 한겨울에도 새벽에 일어나 방문을 활짝 열었던 것을 보면 열이 많은 체질로 여겨진다. 열을 발산시키려면 많이 움직이고 땀을 흘리는 것이 필수적이다. 이렇게 강직하고 불의를 참지 못하는 사람에게 어울리는 음식으로는 표고버섯, 고사리, 메밀, 조개류 등이 있다.

벗이나 배우자와의 이별도 병이 된다

연암이 과거시험을 단념하자 평소 그를 찾는 손님들로 늘 발 디딜 틈이 없었던 그의 집에 사람의 발길이 뚝 끊어졌다. 연암이 명문 가문에다 재주가 탁월하여 틀림없이 크게 출세할 것이라 믿고 드나들던 사람들이 더 이상 그에게 기대할 것이 없다고 판단하여 발을 끊은 것이다.

연암은 진정한 교분을 목숨처럼 여겼는데, 사람들의 계산적인 행동으로 절망감이 더해 폐인이 되다시피 했다고 한다. 이처럼 교유하던 벗들이 떠나버린 데다 노년에 접어들자 절친했던 벗들이 하나 둘 죽고 쓸쓸하게 남겨지자 크게 외로움을 느꼈다.

또 51세에 부인이 홀연히 세상을 떠나고, 얼마 지나지 않아 맏며느리도 갑자기 사망하여 연암에게는 끼니를 챙겨줄 사람조차 없게 되었다. 주위에서 재혼하라고 하였지만 종신토록 하지 않았고, 기생도 가까이하지 않았다. 만약 재혼하거나 첩이라도 들였다면 살림을 맡아주는 것 외에도 음양의 조화를 이뤄 더욱 오래 살 수 있지 않았을까 생각된다.

음양으로 보면 남자는 양(陽)이고 여자는 음(陰)인데, 연암은 순양 체질인 데다 여인 없이 홀로 지냈으니 음양의 균형이 맞지 않은 것이다. 남성갱년기와 노년기에 배우자 없이 홀로 지내면서도 69세까지 지방관을 지내며 살았던 것은 그나마 연암의 정기가 강했기 때문으로 볼 수 있다.

나이 들수록 찬 기운 피하고 잠을 늘려야

연암은 평소 입는 옷과 이불에 두꺼운 비단을 쓰지 않았다. 한겨울에 입는 옷이 서민들의 가을 옷처럼 얇았고 이불도 마찬가지였다. 워낙 열성 체질이라 그렇게 하는 것이 몸에 편했을 것으로 여겨지는데, 노년기에 접어들면 찬 기운을 많이 받는 것도 좋지 않다. 50세쯤이 되면 양기가 줄어들기 시작하므로 찬 기운에 취약해지기 때문이다.

연암은 평소 잠이 적어서 자정을 지나 닭 우는 소리를 듣고서야 비로소 취침하였으며 동이 트기 전에 일어났다고 하는데, 잠자는 시간도 나이가 들수록 늘려야 한다. 잠을 충분히 잘 자는 것도 노년에 건강을 유지하고 장수하는 중요한 비결이다.

우암 송시열,
검소하고 바른 생활로 건강장수

조선의 대유학자이자 노론의 영수였던 우암 송시열은 어릴 때부터 총명하고 기골이 장대하여 위대한 인물이 될 자질을 갖추고 있었다. 우암은 벼슬살이를 늦게 시작했고, 관직에 오래 머무르지 않았다. 27세에 생원시에 장원급제한 뒤 65세에 우의정, 좌의정을 지내기까지 무려 30번이나 관직에 취임과 사퇴를 반복했지만 벼슬에는 욕심이 없었다. 우암은 노후에 공기 맑은 곳에서 재야 생활을 즐기며 83세까지 장수했다. 그것도 늙어서 여러 번 귀양을 다니다가 마지막에는 사약을 받고 죽음을 맞이한 것이기에, 만약 그렇지 않았다면 90세 정도는 살았을 것으로 짐작된다.

날마다 100리 길을 걸으며 다진 체력

우암은 젊은 시절에 빨리 걷기 운동을 많이 했다. 24세에 김장생의 문하에 들어가 공부하여 율곡의 학통을 물려받았는데, 일 년 뒤에 김장생이 세상을 떠나자 그의 아들 김집에게 배워 학문을 대성했다. 그러다 벗이었던 송준길의 권유에 따라 집을 회덕의 송촌, 즉 은진송씨 집성촌으로 옮겨 그와 한 마을에 살면서 같이 공부했다. 회덕에서 김집이 사는 연산까지는 50리나 떨어져 있었는데, 송시열은 매일 책과 도시락을 싸들고 다니며 공부에 전념했다. 하루에 100리 길을 걸어 다녔던 것이다.

젊은 시절에 그렇게 빠르게 걸어 다닌 덕에 넓은 개울이나 도랑을 평지같이 걸어 다닐 정도였다고 한다. 심지어 늙어서 산수를 유람하러 다닐 때는 함께 따라나선 문하생들이 따라갈 수 없을 정도로 잘 걸었다고 한다. 그래서 제대로 따라오지 못하는 제자들에게 "삼시마다 한 되 밥을 먹고 하루에 백리 길도 못 가는 사람은 학문도 능히 성취해 내지 못하는 위인이다" 하는 말로 재촉하곤 했다. 이처럼 빨리 걷는 습관이 몸에 밴 것이 우암을 평생 건강의 길로 이끌었던 것으로 여겨진다. 걷기 운동을 할 때는 약간 빨리 걸으면 땀이 잘 나고 혈액순환도 더욱 활발해지므로 효과가 커진다.

관직에 오래 머물지 않고 재야의 자유를 즐긴 우암

우암은 절간에서 독서하기를 좋아했고 산천 유람을 즐겼다. 젊어서 충북 황간의 냉천리에 초당을 지어 이주했는데, 산 높고 계곡 물

맑은 곳으로 사색과 독서를 하기에는 더할 나위 없이 좋은 환경이었다. 아울러 건강 장수에 좋은 여건이기도 했다. 60세에는 충북 괴산의 낙양산 아래 화양동으로 거처를 옮겼는데, 계곡의 빼어난 경치에 매료되었기 때문이다. 지극히 아름다운 경치가 있고 찾아오는 사람이 없으니 책 보기가 아주 좋다고 했다.

우암은 화양동 계곡의 운영담 위에 다섯 칸 크기의 살림집을 마련하고 화양계당(華陽溪堂)이라 이름 지었다. 그리고 이곳에서 좀 떨어진 금사담 위에 세 칸 크기의 정자를 지었는데, 그것이 오늘날까지 남아 있는 암서재(巖棲齋)다. 이 정자에서 독서와 사색을 했으며 때로는 찾아오는 제자를 가르치기도 했다. 우암은 번잡한 속세를 떠나 자연을 즐기고 유유자적하면서 세월을 보낸 것이다. 77세에도 10일간에 걸쳐 금강산 유람을 했다고 하니 건강 상태가 꽤 좋았던 것으로 보인다.

가난 속의 편안함을 즐기는 절제의 미덕

우암은 평생을 부지런하게 살았다. 68세에 함경북도 덕원으로 귀양을 갔을 때의 일만 보더라도 잘 알 수 있다. 마음이 아픈 데다 북방의 겨울이라 무척 추웠기에 건강이 나빴지만 하루 종일 방안에 앉아 지칠 줄 모르고 책을 읽었다.

혹독한 시련의 세월을 보내면서도 모든 시름을 잊으려는 듯 저술에 몰두하여 3년간의 노고 끝에 72세의 나이로 『주자대전차의(朱子大全箚疑)』라는 책을 완성했다. 치질에다 가래, 기침 등 악화된 건강 상태와 싸우며 새벽부터 저녁 늦게까지 거의 쉴 틈도 없이 매달렸다고 한다. 나태함을 싫어하고 부지런하게 지내는 습성이 그대로 이어졌기에 가능했던 것이다.

우암은 아주 가난했기에 검소하고 담백한 식사가 일상화되어 있었다. 산나물로 이루어진 몇 가지 반찬이 고작이었고, 그나마 때로는 끼니를 굶는 경우도 있었다. 평소 소식을 하는 데다 밤늦게 귀가하면 저녁도 들지 않았을 정도로 건강을 관리했다고 한다. 밤늦게 밥을 먹으면 몸에 해롭다고 보았기 때문인데, 위장병으로 고생을 했기 때문에 이토록 조심하게 된 것이다. 사람은 약간의 병이 있어야 조심하게 되어 건강을 유지하고 중병을 예방할 수 있는 법이다.

가난한 살림이었으나 우암은 편안함을 즐기는 자세로 지냈다. 조선 최고의 대유학자로서 수많은 선비들의 존경을 한 몸에 받았던 우암이기에 마음 건강의 달인이었다. 그랬기에 수차례에 걸친 귀양살이도 잘 견뎌낸 것이다. 우암은 인간의 내장과 마음이 긴밀한 관계에 있다고 보아 정신 건강에도 남다른 주의를 기울였다고 한다.

우암은 술과 담배 그리고 여자를 멀리했다. 담배가 건강에 해롭다고 해서 피우지 않았고, 젊은 시절부터 술과 여자를 멀리 해서 늙도록 건강을 잘 유지했던 것이다. 80세 가까이 되어서도 머리카락에 윤기가 있어 제자들의 탄복을 사기도 했다고 한다.

신장과 간장의 음기를 보충해주는 구기자

우암은 47세에 지금의 대전시 동구 소제동에 띠로 지붕을 이은 집을 지었는데, 집 주위에 구기자와 국화가 무성하여 사람들이 '기국정(杞菊亭)'이라 불렀다고 한다. 그러니 당연히 구기자차와 국화차를 마시고 국화 향을 맡으며 살았을 테니 그야말로 건강 장수촌이라 할 만한다.

구기자(枸杞子)는 구기자나무의 열매다. 신장과 간장의 음기를 보충하는 효능이 커서 음기를 보충하는 처방에는 거의 들어가는 한약재다. 몸이 쇠약하고 어지러우며 눈이 침침해지는 경우에 좋을 뿐만 아니라 근육과 뼈, 허리를 튼튼하게 하고 귀를 밝게 하며, 수명을 연장하고 노화를 방지하는 효능이 있어 구기자는 옛날부터 많이 사용되어 왔다.

옛날 중국 서하지방의 여인들은 구기자나무의 열매, 잎, 뿌리, 줄기 등을 자주 먹었다고 하는데, 피부가 아름답고 윤택해지며 기미나 여드름 같은 것이 말끔히 없어진다고 믿었기 때문이라고 한다. 또 진시황이 서복으로 하여금 동남동녀를 거느리고 동해의 봉래섬에 가서 불로초를 구해 오게 했는데, 그 불로초가 바로 구기자였다고 하는 설도 있다.

천 년 전의 한방약물학 책에는 '구기자를 오래 먹으면 몸을 가볍게 하며 얼굴색을 좋게 하여 동안이 되게 한다'고 기재되어 있다. 구기자를 위주로 한 '구기환동환(枸杞還童丸)'이라는 처방도 있는데, 환동은 아이로 되돌아가게 한다는 뜻이다.

구기자는 허기를 보충하고 근육과 살을 강하게 하며 몸을 건실하게 하는 보약이다. 구기자로 술을 담근 구기주를 마시는 것도 좋은데, 옛날부터 연년익수(延年益壽), 즉 오래 살게 하는 처방으로 상용되어 왔다. 매일 아침, 저녁에 한 잔씩 마시는데, 특히 밤에 자기 전에 마시는 것이 좋다.

구기자가 야생 비아그라로 불리는 이유

중국 광동 지방에 전해 오는 이야기가 있다. 90세가 되어서도 정력이 왕성한 노인이 있었는데, 부인이 세상을 떠나자 20대 처녀와 재혼하여 아들을 낳았다고 한다. 그 노인이 평소에 먹는 보양식이 바로 '이어기자탕(鯉魚杞子湯)'이었다. 이어는 잉어, 기자는 구기자를 가리킨다.

또 다른 얘기에는 어느 노인이 구기자를 먹었더니 나이가 백세가 넘도록 달리는 것이 나는 듯 빠르며, 빠진 이가 다시 돋아나고 양사, 즉 성생활까지 왕성했다고 한다. 이처럼 많은 이야기가 구기자가 최고의 정력제임을 말해 주고 있다.

구기자나무는 번식력이 왕성하고 잘 자라, 한 해에 두 번 꽃이 피고 두 번 잎이 돋아나며 열매도 두 번 열린다. 그래서 성기능, 즉 정력을 강화시키는 효능도 탁월하다. 또한 구기자는 신장과 간장에 작용하기 때문에 정력제가 된다. 한의학에서 성기능을 주관하는 곳이 신장이고, 성기 주변으로 통하는 경락이 간장 경락이기 때문이다.

예로부터 성기를 '종근(宗筋)', 즉 으뜸가는 근육이라고 일컫는데, 근육을 주관하는 곳이 간장이다. 그래서 구기자는 인삼, 하수오와 함께 '3대 야생 정력초'라고도 하고, '과일 비아그라'라고 불리기도 한다.

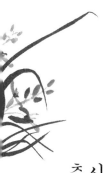

추사 김정희,
노년의 귀양살이를 이겨낸 비결

추사 김정희는 대단한 명문귀족 출신이다. 경주김씨 가문은 신라의 왕족으로 고려를 거쳐 조선에서도 대표적인 명문가였다. 영조의 부마인 월성위 김한신, 영조의 계비인 정순왕후를 배출했으니 가히 '로열패밀리'였다. 월성위는 추사의 증조부인데, 영조의 둘째딸인 화순옹주가 시집오면서 큰 부자가 되었다. 화순옹주가 부왕의 사랑을 많이 받았기에 시집올 때 엄청난 재산을 가지고 왔기 때문이다. 그리고 고조부 김흥경은 영의정, 생부 김노경은 병조판서를 지냈다.

그러나 추사의 삶은 평탄치 않았다. 추사는 충남 예산에서 장남으로 태어났지만 8세에 큰아버지 김노영의 양자가 되어 한양으로 와서 성장했다. 그런데 12세에 양부가 사망하고, 16세에 생모가 35세로 사망하여 슬픔이 컸다. 마음이 흔들려 화암사를 찾아가 스님들과 담론하거나 독경으로 마음을 달래기도 했다. 게다가 20세 때는 혼인한 지 5년 된 한산이씨 부인이 사망하고, 21세에는 양모가 사망했다. 옛날에 양자로 가게 되면 생부, 생모와 양부, 양모의 삼년상을 모두 치러야 하니 정말 힘들었던 것이다.

급격한 주거환경 변화가 남긴 병

추사는 34세에 문과에 급제하여 예문관, 규장각을 거쳐 암행어사, 대사성, 공조참판, 형조참판 등의 벼슬에 올랐다. 53세에 생부가 별세했는데, 55세에 윤상도의 옥사에 연루되어 생부는 관작이 추탈되고, 추사는 제주도 대정현에 위리안치 되었다. 위리안치는 중죄인에게 내리는 가장 혹독한 형벌이었는데, 탱자나무나 가시 울타리를 집 주변에 둘러쳐 거주를 제한하고 외인의 출입을 금하는 지독한 가택연금이다. 제주도 귀양살이는 8년 넘게 지속되어 63세가 되어서야 겨우 풀려났다.

한양이나 예산에서만 살았던 추사였기에 제주도의 기후와 풍토, 주거환경에 적응하기가 쉽지 않았다. 유배 초기에 친구인 권돈인에게 쓴 편지에 "기력은 점차 쇠진하여가고 살이 빠져 이제 앉아 있기조차 어렵다"고 할 정도였다. 그는 결국 기침, 혈담에 다리의 병으로 고생을 했고 눈병, 소화불량증, 피부질환 등으로 힘겨운 시간을 보내야 했다.

하지만 추사의 고난은 그것이 끝이 아니었다. 66세에는 헌종의 묘천 문제로 인해 또 귀양을 가게 되었는데, 이번에는 함경도 북청이었

다. 노년에 매서운 추위가 몰아닥치는 곳으로 귀양을 갔으니 고생이
극심했다.

고단한 귀양살이를 버티게 해준 것들

추사는 강한 정신력으로 기나긴 귀양살이를 버텨냈다. 추사의 글
씨와 그림에서도 엿볼 수 있는 강한 '기(氣)'가 있었기 때문에 그런 엄
청난 시련을 극복할 수 있었다. 추사는 모진 고난 속에서도 강직한
면모를 유지한 꿋꿋한 기상의 소유자였던 것이다. 그는 오로지 학문
과 서도 연구에 몰입하고 불교에 몰입하여 종교생활을 하며 자신을
다스렸다.

제주도 귀양살이 동안에 추사체가 완성되었는데, 추사에게 글씨는
거의 전부나 마찬가지였다고 한다. 벼루가 10개나 밑바닥이 뚫렸고,
붓이 천 자루나 닳았다고 하니 그 애정과 노력의 정도를 짐작할 수
있다.

여기에 더해 경제력이 좋은 집안이었기 때문에 귀양살이 중에도
각종 음식을 한양에서 제주도로 날라 올 수 있었기에 음식 양생이 가
능했다. 추사는 특히 차를 좋아했는데, 차의 명인인 초의선사와 함께
차나무를 심고 참선도 했을 정도이니 얼마나 차를 사랑했는지 알 수
있다. 실제로 추사는 제주도에서 설사병을 차로 고치기도 했고 본인
스스로 차 덕에 수명을 연장하게 되었다고도 했다.

30년 우정, 초의선사가 직접 만든 녹차

추사가 초의선사에게 보낸 편지에 이런 내용이 있다.

"나는 스님을 보고 싶지도 않고 또한 스님의 편지도 보고 싶지 않다. 다만 차의 인연만은 끊어버리지도 못하고 쉽사리 부수어버리지도 못해 또 이렇게 차를 보내달라고 조르게 되오. (중략) 두 해 동안 쌓인 빚을 모두 챙겨 보내되 더 이상 지체하거나 어김이 없도록 하는 게 좋을 거요."

두 사람 사이를 전혀 모르는 사람이 이 편지를 읽는다면 추사를 상당히 무례한 인물이라 생각할지도 모르겠다. 하지만 둘은 상상을 초월할 정도로 깊은 우애가 있는 사이였으니, 이런 편지는 서로에 대한 믿음이 있기에 가능한 우애의 표시였던 것이다.

초의선사는 해남 대흥사 일지암에서 30년 동안이나 공짜로 차를 만들어 보내주었는데, 보내준 고마움에 답하여 추사가 초의선사에게 써 준 글씨가 '명선(茗禪 차를 마시며 선정에 들다)'이라는 두 글자다. 추사는 자존심이 강하고 성격이 괴팍해서 속내를 털어놓을 사람이 별로 없었는데, 진정으로 마음을 터놓고 응석을 부릴 수 있는 이는 오직 초의선사뿐이었다고 한다.

전립선암과 성인병 예방에 도움 되는 녹차

추사는 오랫동안 녹차를 즐겼는데, 한양에서 제주로 쫓겨 내려온

탓에 쌓인 울분으로 인해 열이 나고 답답했던 몸 상태에 녹차가 딱 들어맞았을 것이다. 녹차는 서늘한 성질이 있어서 열을 내려주고 가슴이 답답한 것을 풀어 준다. 특히 열병을 앓거나 더위를 먹어 입이 마른 경우에 좋다. 녹차는 신경 안정 효능이 뛰어나 정신을 집중시키고 사고력을 증강시켜 주며 졸음을 방지하고 피로를 풀어주며 마음을 편안하게 해준다. 또 머리와 눈을 맑게 하는 효능이 큰데, 풍과 열로 인해 머리가 아프거나 혹은 눈이 붉어지고 침침해지는 것을 낫게 한다. 녹차는 정신이 맑지 못하거나 잠이 너무 잘 오고 잠이 많은 경우에도 좋으므로 수험생이나 머리를 많이 쓰는 정신노동자에게 어울리는 차다.

녹차는 열을 내려주고 담을 삭이는 효능이 있으며 기를 아래로 내려가게 하고 대소변을 잘 나오게 한다. 또한 기름기를 없애는 효과가 있어 몸을 가볍게 하므로 비만으로 고생하는 사람에게 좋다. 실험 연구에서도 혈압과 혈당, 콜레스테롤을 떨어뜨리는 것으로 나타나 성인병 예방에 도움이 되는 것으로 밝혀졌는데, 고혈압과 당뇨병 그리고 동맥경화로 고생하는 사람들에게 효과적이다. 또한 전립선암을 비롯한 각종 암을 예방하고 암의 전이를 억제하는 효능이 있다.

술을 많이 마셔 숙취로 고생할 때 녹차를 마시면 머리가 맑아지고 심장과 위장이 활발하게 활동하게 된다. 그러면 소변이 잘 나오게 되어서 주독도 풀 수 있다. 술 마실 때 녹차를 함께 마셔도 좋다. 또한 니코틴을 해독해주는 효과가 있으므로 담배를 피우는 사람이 자주 마시면 좋다. 녹차에는 각종 비타민이 풍부하게 들어 있어 니코틴 해독을 도와주기 때문이다.

이렇게 장점이 많은 녹차지만 해가 되는 경우도 있다. 몸이 야윈 사람이나 잠이 잘 오지 않는 사람은 녹차를 주의해야 한다. 그리고 녹차의 성질이 서늘하기 때문에 몸이 냉해서 손발이 차거나 비위장이 냉하여 입맛이 없고 설사를 잘 하는 사람도 마시지 않는 게 좋다. 임신 중이거나 아이에게 젖을 먹이는 부인, 그리고 빈혈이 있는 경우에도 녹차는 피해야 한다. 녹차를 공복에 마시는 것도 좋지 않고, 특히 한약을 먹는 동안에는 녹차가 한약의 효과를 방해하기 때문에 마시면 안 된다.

녹차가 안 맞으면 귤피차, 생강차로 노화 방지

몸이 차갑고 냉한 사람은 녹차 대신 따뜻한 성질을 가진 귤피차, 생강차를 마시면 된다. 귤피는 기를 순행시키고 땀이 잘 나오게 하며 가래와 습기를 없애는 효능이 크다. 또한 구역질, 구토, 딸꾹질을 막고 소화를 잘 되게 하며 속이 더부룩하거나 입맛이 없는 경우에 좋다. 귤피 하나만 달인 약을 '귤피일물탕(橘皮一物湯)'이라고 하는데, 오랫동안 일을 쉬면서 활동하지 않아 몸이 찌뿌듯하며 결리고 아픈 증상이 나타나는 것을 다스려 몸을 가볍게 해주는 명약이다.

생강은 몸에 양기를 넣어주고 찬 기운을 몰아내며 기와 혈의 순환을 잘 되게 하는 효능을 가지고 있다. 가래를 삭이며 기침을 멎게 하고, 찬바람이나 비를 맞았거나 찬물을 많이 마신 뒤에 감기 기운이 있을 때 땀을 내게 하여 찬 기운과 습기를 몰아내준다. 으슬으슬 춥고 미열이 있으며 머리가 아프고 코가 막힐 때 생강만 달여 마셔도 낫는다. 또한 비위장을 따뜻하게 하여 소화를 돕고 입맛을 돌게 한다. 그리고 해독 작용이 뛰어나 약물이나 음식물 중독에도 효과가 있고, 노화 방지에도 좋다.

나이 들면 흔히 나타나는 피부 가려움증

추사는 "눈과 다리의 병이 한결같은데다 소화불량증까지 더하니 백천 가지가 맵고 쓰곤 하여 갈수록 더욱 견뎌낼 수 없다"라고 귀양살이하는 신세에 대해 탄식했다. 그리고 가래가 많아져 목과 가슴이 답답한 담체로도 고생했는데, 기침, 가래는 노인들에게 흔히 나타나는 병증이다.

추사는 운동을 하거나 농사일을 하지 않고 늘 앉아서 책을 보거나 붓글씨를 썼기 때문에 감기에 자주 걸렸을 것이고 가래도 많이 생길 수밖에 없는 상황이었다. 그리고 면역기능이 떨어진 상태였기에 구창(口瘡)이 생겨 고생했는데, 구창은 과로를 했을 때 입안이 해어지고 혓바늘이 돋거나 입술 주위에 물집이 잡히는 병증이다.

추사는 피부질환으로도 고생했는데 특히 피풍(皮風)이 심했다고 한다. 피풍이란 피부에 벌겋거나 흰 반점이 생기거나 버짐이 생기는 것이다. 자전풍(紫癜風), 백전풍(白癜風)이 있는데, 자전풍은 피부에 자주색 반점이 생겨나서 긁으면 피부가 부어오르기는 하지만 가렵지도 아프지도 않다. 풍과 습의 나쁜 기운이 피부에 들어와서 생기는 병증이다.

백전풍은 피부의 색소가 빠져 하얗게 되는 병증인데, 흔히 '어루러기'라고 한다. 풍과 습이 피부에 얽혀 기혈이 고르지 못하게 되어 혈액이 피부에 영양을 공급해 주지 못하기 때문에 생기는데, 한 곳이 아니고 여러 곳에 생긴다.

피풍은 가려움증을 의미하기도 한다. 피부소양증이 오면 마치 피부에 바람이 든 것처럼 가려움이 심해 잠을 제대로 잘 수 없다. 이 역시 중년 이후에 흔히 나타나는 병증이다. 추사의 경우 피부소양증에 가까웠던 것으로 보인다. 몸이 쇠약해져 가는데 귀양지에서 치밀어오르는 분노를 억누르고 있는데다 음식 섭취도 부진하므로 혈이 부족해진 상태에서 밖으로부터 풍기를 받게 되어 가려움증이 생긴 것이다.

눈병으로 고생하며 쓴 안질조치대법

추사는 눈이 자주 아파서 가장 힘들어했다. "근래에는 안질이 더욱 심해져서 도저히 붓대를 잡고 글씨를 쓸 수가 없다"고 한 기록이 남아 있다. 늘 책을 보고 글씨를 쓰느라 눈을 혹사하니 눈병이 생길 수밖에 없었다. 추사는 직접 '안질조치대법(眼疾調治大法)'을 썼다. 눈병을 치료하는 대법인데, 얼마나 눈이 불편했으면 이런 치료법을 직접 썼는지 짐작할 수 있다.

추사가 쓴 안질조치대법은 안질의 증상과 원인, 치료법 등을 항목별로 자세히 설명한 것인데, 『동의보감』의 안편(眼編)에서 주요한 것들을 추려서 쓴 것이다.

간단하게 살펴보면, 안병소인(眼病所因)은 눈병을 일으키는 원인이다. 마늘, 파, 부추 같은 매운 음식을 생으로 먹거나, 밤에 책을 많이 읽거나, 술을 많이 마시거나, 성생활이 과도하거나, 밤낮으로 과로하는 것 등이다. 정리해 보면 풍, 열, 혈소(血少), 정신과로, 신장 허약 등으로 요약된다. 안병무한(眼病無寒)은 눈병이 찬 기운으로는 생겨나지 않는다는 것인데, 찬 기운은 위로 올라와 공격하지 않기 때문이다. 눈병은 주로 열이 원인이거나 신장의 정기가 허약해져서 발생한다. 그래서 안무화불병(眼無火不病), 즉 '눈은 불기운이 아니면 병이 생기지 않는다'라는 항목이 있는 것이다. 눈의 흰 동자, 검은 동자를 비롯한 각 부위는 각각 오장과 연계되어 있는데, 각 장의 열이 올라와서 연계된 부위에 병을 일으킨다. 예를 들어 흰 동자가 붉게 변하는 것은 폐의 열이 올라온 것이고, 검은 동자에 광채가 없는 것은 신과 간의 열이 올라온 것이다. 안병금기(眼病禁忌)는 눈병에 피해야 할 사항이다. 제일 나쁜 것이 술, 과도한 성생활 그리고 신경과도 등이다. 주의해야 할 음식은 닭고기, 생선, 밀가루 음식, 찹쌀 등이다.

눈에 낀 백태를 가셔주는 전복껍질

'안질조치대법'에는 『동의보감』에 석결명산(石決明散)이 나오는데, 석결명이란 전복의 껍질로서 예로부터 한약재로 쓰여 왔다. 전복은 제주도에서 많이 나는 것이다. "전복은 맛이 짜고 성질은 서늘한데 음기를 보충하고 눈을 밝게 하며 껍질로는 예막을 삭인다"고 나와 있다. 예막이란 눈에 끼는 백태를 말하는데, 이를 없애기 위해 전복 껍질을 밀가루 반죽에 싸서 잿불에 묻어 구워 익혀 쓰거나, 소금물에 삶아서 보드랍게 가루 내어 쓴다고 했다.

그밖에도 전복껍질은 열을 내리고 정신을 안정시키며 혈압을 떨어뜨리고 소변을 잘 나오게 하는 효능도 있다. 스트레스를 받거나 흥분했을 때 가라앉히는 약이 되는 것이다. 전복의 살도 비슷한 효능이 있다. 석결명산은 전복 껍질, 진주, 호박, 오징어뼈, 용뇌 등을 미세한 가루로 만들어 쓴다.

그밖에 감국(甘菊 국화꽃), 이즙(梨汁 배즙), 이어담(鯉魚膽 잉어쓸개), 전라즙(田螺汁 우렁이즙), 웅담(熊膽 곰쓸개), 돼지 간, 토끼 간 등이 눈 건강에 도움이 된다. 모두 차가운 성질이다. 그리고 눈에 좋은 약의 이름에는 밝을 명(明)자가 들어가는 것이 몇 있다. 석결명을 비롯하여 야명사(夜明砂 박쥐의 똥), 결명자(決明子) 등이다. 결명자도 차가운 성질이므로 몸이 냉한 사람은 주의해야 한다. 추사가 즐겨 마셨던 녹차도 눈에 좋다.

기호식품이면서 중년의 상비약이 되는 식품들

추사는 한양에 있는 아내에게 편지를 보내 음식을 비롯한 각종 물품을 조달받았다. 그중 상비약처럼 항상 갖춘 것이 천문동, 귤피, 잣, 호두, 곶감, 인삼 등이다. 천문동은 차가운 성질로서 음기를 보충하여 윤기를 주며 폐의 열을 내려주는 효능이 있다. 기침, 천식의 치료에 쓰이며, 만성 기관지염, 폐결핵의 치료에도 좋다. 음기가 부족하여 열이 오르는 '허열(虛熱)'을 치료하는 효력이 있다.

귤피는 맵고 쓴맛에 따뜻한 성질인데, 오래 묵은 것일수록 좋은 것으로 치며 한약재 이름을 '진피(陣皮)'라고 한다. 진피는 기를 순행시켜 주는 작용이 매우 크고 담과 습기를 제거하는 효능이 뛰어나다. 구역질, 구토, 딸꾹질을 막고 땀을 내게 하며 기침과 가래를 삭여주고, 소화를 잘 되게 하고 가슴을 쾌통시켜 주며 속이 더부룩하거나 밥맛이 없는 경우에 좋다. 찬바람을 받은 후에 춥고 기침이 나며 가래가 생기는 등 감기 기운이 있을 때 귤껍질을 달여 먹으면 땀이 나면서 풀어진다.

잣은 정을 보하고 뇌를 건전하게 하며, 피부에 윤기를 주어 얼굴을 젊게 하고 노화를 방지하는 효능이 있다. 또한 폐에 윤기를 주고 부드럽게 하므로 폐가 건조해서 생기는 마른기침에 좋고, 풍기를 물리쳐주므로 손발이 저리고 뼈마디가 쑤시거나 신경통이 있는 경우에도 좋다. 또한 장에도 윤기를 주어 대변을 잘 나오게 하는데, 특히 중년 이후 무력성 변비에 좋다.

호두는 효능이 아주 많은 식품이다. 호흡기, 피부, 소변, 대변, 뼈, 허리, 머리카락, 뇌 등에 좋고 노화를 방지하며 정력에도 좋다. 역시 노인에게는 약이 되는 음식이다.

곶감은 폐에 윤기를 주고 장을 두텁게 하며 지혈 효능이 있다. 그래서 설사를 막아 주고 피를 토하거나 대변에 피가 섞여 나오는 것을 치료한다. 소변이 시원찮게 나오면서 화끈거리고 아프거나 피가 섞여 나오면서 아픈 경우에도 도움이 된다. 그러나 비위장이 허약하고 냉한 사람과 몸에 습기와 담이 많은 사람에겐 적합하지 않다.

천하의 산삼, 홍삼이라도 체질과 상태에 따라 달리 사용

추사는 한때 인삼을 많이 복용했다. "굳은 병이 한맛으로 고통만 주니 다만 인삼을 배추나 무 썹듯이 할 뿐이오"라고 할 정도로 자주 복용했다고 한다. 초의선사에게 보낸 편지에도 "미천한 이 몸의 병은 이제 오십 일이 되어 마치 멈춘 물이 나아가지 않는 것과 같다. 날마다 엿 냥쭝의 인삼을 시험 삼아 복용한 것이 이미 오륙 근이 넘었다. 지금까지 버텨온 것도 또한 그 힘인지 모르겠다"라고 쓰고 있다. 그 정도면 대단한 양이다. 그리고 아마 그때 인삼은 산삼이었을 것으로 추정된다.

추사에게 이런 인삼의 힘을 제공해준 사람은 가족 외에 친구 권돈인이 있었다. 권돈인은 영의정을 지냈는데, 담배도 보내주었다는 기록이 있다. 담배는 습기나 찬 기운을 없애주는 좋은 약이다. 제주목사 장인식도 가까이서 추사에게 인삼을 제공했다고 한다.

하지만 인삼은 누구나 아무 때나 먹어서 좋은 것은 아니다. 홍삼도 마찬가지다. 체질적으로 몸에 열이 많고 더위를 타며 식욕이 왕성하고 차가운 물을 즐겨 마시며 소변의 양이 적고 대변이 굳은 사람에게는 상극이다. 인삼이 체질에 맞더라도 감기에 걸렸거나 몸에 습기가 많이 쌓여 있거나 혹은 식체로 헛배가 부른 경우에는 인삼을 쓰지 않는다. 알레르기 체질, 아토피 체질에 맞지 않고, 고혈압이 있는 경우에도 혈압을 오르게 할 수 있으므로 주의해야 한다. 인삼을 잘못 쓰거나 너무 많이 쓰면 가슴과 배가 꽉 막힌 듯이 답답하고 헛배가 불러오거나 혹은 피부에 반진(온몸에 좁쌀 모양의 붉은 점이 돋는 병)이 생길 수도 있다.

그러니 추사처럼 피부병이 있거나 혹은 눈병이 있는 경우에는 인삼을 피해야 한다. 더욱이 울분으로 화기가 치밀어 오르는 일이 적지 않았을 것인데 인삼을 복용하면 열을 올려 더욱 해롭다. 추사가 즐겨 마신 녹차가 인삼보다 보약이 되었을 것으로 보인다.

소총 홍유손,
단학 수련으로 조선 최장수 기록

조선시대 인물 중 가장 오래 산 사람으로 알려진 인물은 소총 홍유손으로, 76세에 처음으로 혼인하여 78세에 첫 아들을 얻었으며, 99세까지 장수한 것으로 전하고 있다.

조선의 왕 중에 가장 오래 살았던 영조대왕의 장수비결 중에는 바른 식생활 습관과 활발한 성생활이 들어 있다. 영조대왕은 소식을 하면서 잡곡밥과 같은 거친 음식을 즐겼고, 식사시간을 반드시 지켰다. 또한 66세에 15세의 정순왕후를 맞아들여 말년까지 부부생활을 가졌다. 그런데 이 같은 영조대왕의 양생법이 홍유손의 양생법을 따라한 것이라고 한다.

단학 수련으로 70대 후반에도 40대 몸 유지

홍유손의 문집 『소총유고(篠叢遺稿)』에 그의 혼인과 관련된 재미있는 이야기가 있다. 홍유손이 후사를 얻기 위해 아내를 구하는데, 중매쟁이가 중매를 서려고 처녀가 있는 집에 말을 붙였더니 몽둥이를 휘두르지 않는 집이 없었다고 한다. 그런데 한 처자가 있어 부모에게 말하기를 "비록 홍 모를 지아비로 시집을 가서 하루 만에 과부가 된다고 해도 원컨대 현자를 위해 아내가 되고 싶다"라고 하니 부모가 허락을 했다고 한다. 그 여인이 바로 홍유손의 처 조씨다.

남자가 70세가 넘도록 총각으로 지내다가 76세에 첫 장가를 가서 78세에 자식을 낳는다는 것이 의학적으로 가능한 일일까? 중국 역사에도 비슷한 사례가 하나 있는데, 바로 공자의 이야기다. 공자의 아버지는 70세가 넘어 16세의 안징재와 세 번째 혼인을 하여 아들을 낳았는데, 그가 바로 공자다.

그렇지만 장가도 가지 않고 70세를 훌쩍 넘긴 나이에 생식기능이 유지되기란 쉬운 일이 아니다. 홍유손은 단학(丹學)을 수련하여 양생법을 실천하였기에 건강하게 장수하고 늦은 나이에 자식을 얻을 수 있었던 것으로 보인다. 보통 사람이 아니고 수련을 통해 기와 정, 혈이 온전히 보존되어 나이만 70이 넘었지 실제로는 40대 정도의 몸상태를 유지했던 것으로 봐야 한다.

홍유손은 늦은 나이에 혼인했지만 슬하에 아들 둘을 두었다고 한다. 큰아들이 지선, 둘째가 지성이다. 큰아들에 대한 기록은 없고, 둘째아들 지성이 아버지의 학문을 이어받아 학문에 깊이 침잠하여 읽지 않은 책이 없었다고 하는데, 아버지가 사화로 고초를 겪었던 것에 영향을 받아 관직에 나가지 않고 향리에 은거했다. 후진을 교육하는 데 온 힘을 다하여 그의 문하에서 글을 배운 자가 80여 명에 달했다고 한다. 임진왜란 때 70세의 나이로 의병을 일으켜 왜군과 싸우다가 1597년에 전사한 것으로 나온다. 나중에 시체를 거두니 얼굴빛이 조금도 변하지 않았었다고 한다. 홍유손이 80세가 넘어 낳은 아들이지만 그 역시 단학으로 심신을 수련한 덕으로 볼 수 있다.

재주는 제갈공명 같고 행동이 동방삭 같았다

홍유손은 어릴 때부터 문재가 뛰어나서 신동 소리를 들었는데, 12세 때 왕이 별전에 불러 시를 짓게 하니 지체 없이 바로 지었다고 한다. 그렇게 문재가 뛰어났지만 아버지가 고을의 아전이라는 신분의 한계로 인해 그 재능을 펼쳐 보일 기회가 없었다. 그러다 문장이 뛰어나다고 하여 남양부사로부터 아전의 임무를 면제받았다.

그 후 당대의 석학인 김종직의 문하에 들어가 공부하여 문장에 탁월한 재능을 보였다. 김종직은 물론 함께 배우는 이들이 그를 으뜸으로 여겼다고 한다. 남효온이 그를 평하기를, "사람됨이 문장은 장자 같고, 시는 황산곡(중국 송나라 때의 유명한 시인 황정견)에 버금갔으며, 재주는 제갈공명 같고 행동은 동방삭 같았다"고 했다. 동방삭은 중국 한나라 때 오래 산 것으로 유명한 사람이다. 서왕모(곤륜산에 사는 선녀들을 지배하는 여제)의 천도복숭아를 훔쳐 먹었기 때문이라는 애기가 있다.

하지만 세속적인 욕심은 없어서, 세조가 왕위를 찬탈한 뒤에 생육신의 한 사람인 남효온과 신영희, 조자지 등과 함께 죽림칠현(竹林七賢)을 자처했다. 죽림칠현이란 중국의 『삼국지』에 나오는 위나라 말기에 부패한 정치권력에 등을 돌리고 죽림에 모여 거문고와 술을 즐기며 청담(淸談)으로 세월을 보낸 일곱 명의 선비를 가리킨다. 홍유손을 비롯한 선비들도 노자와 장자의 학문을 토론하며 낚시하고 술과 노래를 벗 삼아 살았기에 속세를 떠난 청담파로 불렸다. 홍유손은 세속에 대한 미련과 집착을 버리고 자신과 신선을 동일시하며 자연 속에서 유유자적하면서 초월적인 삶을 지향했다.

몸과 마음을 조절해 혈기를 보하는 양생법

홍유손은 양생법 전문가다. 홍유손이 지은 『소총유고』에는 김씨 성의 젊은이에게 준 '증김상사서(贈金上舍書)'라는 글이 있다. '상사'는 소과에 합격한 사람이다. 글을 보면 홍유손의 양생법의 핵심을 짐작할 수 있다.

"병을 다스리는 방법은 의약에 있는 것이 아니고 혈기를 잘 조절하고 보호하는 데 있다. 온몸에 가득한 혈기를 잘 조절, 보호하면 오장육부가 따라서 튼튼해지고, 오장육부가 튼튼해지면 객풍(客風)이 안에서 막히지 않아서 혈기가 차갑거나 부족한 폐해가 없게 된다. 의가(醫家)의 모든 처방과 선가(仙家)의 온갖 비결들이 모두 양생술인데 먼저 음식을 삼가고 조절하는 것을 논하였고, 뒤에 정신을 조절하고 보호함을 논했다. 따라서 만약 음식을 조절하지 않고 정신을 보호하지 않는다면 혈기가 들뜨고 허약해져 객풍을 불러들이게 되어 몸이 위태로운 지경에 이르게 된다."

이것을 보면 홍유손은 양생법으로 혈기를 중시했다는 것을 알 수 있다. 혈기가 부족해지거나 차가워지지 않도록 몸을 관리하는 방법은 음식과 마음을 조절하는 것이라고 말하고 있다.

김시습에게 전수받은 단학 수련법

홍유손이 젊은 선비에게 양생술을 써 준 것을 보면 특히 선가의 수련에 뛰어났다는 것을 알 수 있다. 홍유손은 조선 단학파의 맥을 잇는 사람으로, 금강산에서 9년간 도를 닦고 하산한 김시습으로부터 천둔검법, 연마진결을 전수받았다고 하는데, 아쉽게도 그 내용은 전해지지 않는다. 김시습의 양생법은 기와 신체의 호응을 중시하는 것인데, "신선이라는 것은 양성(養性), 복기(服氣), 연용호(鍊龍虎)하여 늙음을 물리치는 것이다"라고 하였다.

양성은 본래의 성품을 길러 심신을 안정되게 하고, 복기는 호흡으로 원기를 회복하는 것이며, 연용호는 내단(內丹)을 수련함을 말한다. 용호는 용과 호랑이인데, 용은 불을 의미하고 호는 물을 의미한다. 불은 상승하고 밖으로 발산되는 성질을 지녀 양에 속하고, 물은 하강하고 안으로 수축하는 성질을 지녀 음에 속한다. 그러니 용호를 단련한다는 것은 음양의 기를 단련한다는 것이다. 불은 기운이라 일정한 형체가 없어서 하늘을 상징하고, 물은 형체가 있어서 땅을 상징한다. 용과 불, 태양은 양에 속하는 기를 상징하고, 호랑이와 물, 달은 음에 속하는 정을 상징한다.

신선이 되기 위해서 양성, 복기, 연용호해야 한다는 것은 기와 신체가 본연의 모습을 유지해야 한다는 것으로, 홍유손이 혈기를 중요시한 것과 상통하는 것으로 볼 수 있다. 조선의 단학은 김시습에서 홍유손을 거쳐 정렴 대에 와서 더욱 구체적으로 발전되고 확대되어 기틀이 잡힌 것으로 추정된다.

혈기 보하는 마음 수련 강조한 예방의학

홍유손은 혈기가 부족해지거나 차가워지지 않도록 몸을 관리하려면 음식과 마음을 조절해야 한다고 했는데, 특히 마음의 수련을 강조했다. '증김상사서'에는 다음과 같은 내용도 있다.

"홍범(洪範)의 오복(伍福)에 장수를 첫째로 꼽았으니, 장수는 성인이 중시하였던 것이다. 성인이 중시하였을 뿐만 아니라 벼룩과 이 따위의 미물조차도 자기 목숨을 중시하니, 비록 공경(公卿)이나 장상(將相)에 이를지라도 만약 장수하지 못한다면 부귀영달을 가진들 무슨 소용이 있겠는가. 상사가 이달(利達)을 잊고 위생(衛生)에 전념하여 밖으로 외물을 보고 안으로 그 이치를 관찰하여 병을 근심하지 말고 마음을 잘 조절한다면 능히 장수하여 여러 책들을 즐겁게 볼 수 있을 것이니, 이렇게 되면 기다리지 않아도 문장이 절로 향상되고 바라지 않아도 영작(榮爵 영예로운 작위)이 절로 이르게 될 것이다."

장수에 대한 방법으로 약물이나 침구를 사용하라는 말은 전혀 없다. 오로지 마음을 청정하게 조절하여 예방의학적인 장수방법으로 마음의 수련을 중요시한 것이다.

참고로 홍범은 유교의 5대 경전인 『서경(書經)』의 한 편인데, 여기에 오복이 나온다. 오복은 첫째 수(壽 건강하게 오래 사는 것), 둘째 부(富 물질적으로 넉넉하게 사는 것), 셋째 강녕(康寧 몸이 건강하고 마음이 편안한 것), 넷째 유호덕(攸好德 도덕 지키기를 좋아하는 것), 다섯째 고종명(考終命 명대로 살다가 편히 죽는 것)이다.

그렇다면 마음 수련은 구체적으로 어떻게 해야 하는 것일까. 마음 수련에 대한 구체적인 내용은 김시습의 말에 잘 나와 있다.

"근심에 상하지 말고 놀람과 두려움에 고달파하지 말며 애증과 의혹에 빠지지 말라. 욕심에 급급하지 말며, 분함에 조급하지 말라. 네 형체를 피로하게 하지 말고 네 정신을 동요치 말라. 고요하고 잠잠한 데로 마음을 돌리면 장수할 수 있을 것이다. 또 그 말이 적막하고 한담한 것에 가까운데도 만일 보지도 않고 듣지도 않으며 눈을 감고 입을 다물면, 사람됨에 있어서 화생하지 않은 나방과 같으며 진흙 속에 묻혀 있는 조개와 같을 것이다."

이것을 보면 자신의 감정을 철저하게 조절하라는 것인데, 단학파의 수련에서는 기초적인 것이라고 한다. 홍유손이 말한 좋은 혈기를 유지하려면 스스로의 심신수양이 선행되어야 한다는 것이다. 감정을 버리고 자신의 성품과 정신을 길러서 욕심을 끊으면 정기를 기를 수 있다는 것으로 보면 되겠다. 정기가 강하면 면역력이 강한 것은 당연한 일이다.

국화 같은 대기만성 양생법이 장수의 비결

홍유손의 노후 건강을 이야기해 주는 글이 있다.

"대저 수명의 길고 짧음은 모두 자기 스스로 취하는 것이지 남이 그렇게 되도록 시키는 것이 아니며, 하늘이 주고 빼앗는 것이 아니라오. 내가 이와 같이 오래 사는 것은 하늘의 이치에 거역하지 않고 순응했기 때문이라오. 다만 하늘이 나에게 내려 준 일신의 원기가 본래 그다지 강건하지 못하였기 때문에 오늘에 이르러 이와 같이 늙고 말았다오. 그러나 만약 이런 방법을 버리고 급급히 다른 데서 장수의 방법을 찾았다면 이렇게 늙은 나이까지 살지도 못했을 것이오. 내가 지금 칠순인데도 머리털이 희지 않고 가는 바늘에 실을 꿸 수 있으니, 나만한 사람도 드물 테지요."

그리고 벼슬길이 늦은 친구가 불평을 하자 국화를 비유하여 양생론을 펼치며 대기만성이 중요하다고 일깨워 주기도 했다.

"국화가 늦가을에 피어 된서리와 찬바람을 이기고 온갖 화훼 위에 홀로 우뚝한 것은 일찍 이루어져 꽃을 피우지 않았기 때문이오. 무릇 만물은 일찍 이루어지는 것이 재앙이니, 빠르지 않고 늦게 이루어지는 것이 그 기운을 굳게 할 수 있는 까닭은 무엇이겠소. 서서히 천지의 기운을 모아 흩어지지 않게 하고 억지로 정기를 강하게 조장하지 않으면서 세월이 흐름에 따라 자연히 성취되기 때문이라오. 국화는 이른 봄에 싹이 돋고 초여름에 자라고 초가을에 무성하고 늦가을에 울창하므로 이렇게 되는 것이라오. 대저 사람이 세상에 살아가는 것 또한 어찌 이와 다르리오. 옛사람들이 일찍 벼슬길에 올라 영달하는 것을 경계했던 까닭도 이 때문이지요."

일찍 이루어지면 일찍 무너지고, 더디 이루어지면 더디 무너지는 게 만물의 법칙이다. 동물도 임신 기간이 길수록 수명이 길고, 초목도 더디 자랄수록 수명이 길다고 한다. 일상에 쓰는 물건도 마찬가지다. 오래 공력을 들여서 단단하게 만든 것이 오래 갈 수밖에 없다. 신분과 세태를 비관하여 시와 술로 울분을 토로하는 사람은 단명하게 마련인데, 홍유손은 그렇게 하지 않았다. 불우한 자신의 환경을 단학 수련을 통해 그야말로 신선의 세계를 지향하며 살았기에 늙도록 독신으로 지내면서도 건강을 유지할 수 있었고, 80이 넘은 나이에 자식을 얻을 수 있었던 것이다.

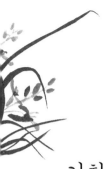

기천 윤경, 94세까지
관직을 수행한 기로소의 최고령 멤버

윤경은 기로소(耆老所 정2품 이상의 관직을 거친 문신으로, 70세 이상의 존경받는 관료와 왕만 입사할 수 있었던 명예관청, 조선시대를 통틀어 700여 명이 입사했다)에 들어간 관료 중에서 가장 장수했으니 그것만으로도 대단한데, 그의 경력을 보면 더욱 놀랍다.

윤경은 23세에 소과에 급제하고 30세에 대과에 급제하여 벼슬길에 오른 것은 다른 인물들과 비슷하지만, 79세에 공조참판(요즘의 건설부차관)에 오르고 80세에 정2품 자헌대부(요즘의 장관급)가 되었으니 이는 아무나 할 수 있는 일이 아니다. 더욱이 84세에 한성부판윤(요즘의 서울시장)에 오르더니 무려 90세의 나이에 종1품 숭정대부로 승진한 뒤 겨울에는 공조판서(요즘의 건설부장관)에 임명되었다. 90세 나이에 판서 근무가 가능했을 정도로 건강과 활력을 유지하고 있었던 것이다.

60년 넘게 관직 수행한 몸과 마음의 건강

윤경은 시국이 한가하고 몸이 늙었다고 하여 조금도 직무를 게을리 하지 않았고 날마다 삼가 힘을 다했다고 한다. 그래서 임금이 특별히 우유죽을 그가 근무하는 관아로 보냈고, 그때부터 해마다 우유죽을 하사하기를 그치지 않았다고 한다. 윤경이 병에 걸렸다는 소문이 들리면 임금이 번번이 어의를 보내고 내의원의 약을 내려주었다고 한다.

그 당시에도 70세면 벼슬에서 물러나 편히 쉴 수 있었고, 50대나 60대의 관리들도 많았을 것인데 어떻게 90세나 되는 사람에게 판서를 맡겼을까? 우선 그 당시가 조선시대를 통틀어 가장 혼란기였기 때문에 인재가 부족한 탓이 있지 않았나 싶다. 임진왜란과 병자호란을 겪으면서 많은 관리들이 목숨을 잃었고, 양대 전란 중에 임금을 보필하지 않고 도망친 관리들은 다시 관직에 임명되기 힘들었다. 그리고 인조반정이나 이괄의 난 등으로 인해 죽음을 당한 관리도 적지 않았다. 그렇지만 무엇보다 윤경의 건강상태와 정신상태가 매일같이 궁중에 출근하여 근무를 보는 데 전혀 이상이 없었기에 가능했던 것이다.

윤경은 91세에 지돈녕부사에 임명되었다. 직무가 없는 한직으로 녹봉만 받는 일종의 명예직인 셈이다. 92세에도 판중추부사가 되었고, 94세에는 판돈녕부사가 되었다. 그때까지 벼슬을 유지했던 것이다. 윤경은 그렇게 장수하는 바람에 '회방연(回榜宴 소과에 급제한 지 60년이 되어 열리는 연회)'의 기쁨을 누릴 수 있었다.

충효 실천하며 검소하게 산 것이 98세 장수 비결

윤경은 30세에 벼슬길에 올라 네 명의 임금을 대대로 섬겨서 60여 년이나 벼슬을 했다. 그래서 지위는 재상에 이르렀으나 스스로 낮추는 자세를 가져서 포의지사(布衣之士 베옷을 입은 선비) 같았다고 한다. 바람과 비를 제대로 막지 못하는 초가집에 거처하면서 적은 양의 곡식도 없었지만 마음만은 항상 여유가 있었다고 한다.

성격은 화려하고 호사스러운 것을 좋아하지 않았고 남과 교유하는 것을 일삼지 않았으며, 오로지 타고난 그대로 꾸밈없이 평안하고 조용하게 살아가는 것을 숭상하였다고 한다. 항상 서쪽 교외의 외진 거리에 숨어살면서 꽃과 나무를 많이 심고 지팡이를 짚고 짚신을 신고 소요하는 것으로 시간을 보냈다. 언제나 좋은 때를 만나면 여러 노인들을 불러서 술을 마시고 시가를 읊으면서 소일하는 것을 일과로 삼았다고 한다. 윤경의 건강 장수 비결은 검소하고 욕심 없는 삶에 있었던 것이다.

그리고 조상의 제사를 받드는 데 그 정성과 예절을 다했고, 돌아가신 부모님의 제삿날이 되면 지극히 비통해 했다고 한다. 나이가 90세가 넘도록 제사는 반드시 몸소 지내고 남에게 맡기지 않았다고 하는데, "내가 죽기 전에는 반드시 내가 몸소 스스로 정성을 다하고자 한다" 했다. 충효를 실천하는 것이 장수의 길임을 생활 속에서 보여준 것이다.

방촌 황희,
관용의 정신 지키며 담백한 삶 추구

방촌 황희는 고려 공민왕 때 태어나 조선 문종 임금 때 세상을 떠났다. 명재상이자 청백리로 잘 알려진 인물이며 특히 조선조 최장수 재상으로, 덕망이 크고 깊은 것으로 전하고 있어 지금에 이르기까지 존경받는 인물이다.

황희는 고려 말에 27세의 나이로 문과에 급제하여 벼슬길에 올랐으나 2년여 만에 고려가 망하는 바람에 두문동에 은거했다. 그러다 2년이 지나 조선 조정의 요청과 두문동 동료들의 천거로 성균관학관으로 임명되었다. 60세에 우의정, 65세에 좌의정, 69세에 영의정이 되어 87세에 물러났으니 최고의 벼슬인 영의정으로만 18년을 지내며 국정을 통괄했다.

그는 정치 일선에서 원칙과 소신을 견지하면서도 때로는 관용의 리더십을 발휘하여, 건국 초기 조선의 안정에 기여했다는 평가를 받고 있다.

관용과 포용의 정신이 마음의 병 예방

어느 날 황희에게 집안의 하인 부부 중에 아내가 찾아와서 물었다. "아버님 제삿날인데 저희 개가 새끼를 낳았습니다. 아무래도 제사를 안 드려야 하지 않겠습니까?" 황희가 대답하길, "안 드려도 되지." 그런데 조금 있다가 남편 하인이 찾아와서 물었다. "아버님 제삿날에 저희 개가 새끼를 낳았지만 그래도 제사는 드려야겠지요?" 황희가 답하기를 "제사 드려야지." 그러자 옆에 있던 부인이 "대감께서는 어찌 같은 일에 둘 다 옳다고 하십니까?"라고 핀잔을 줬다.

황희가 공무에 잠깐 짬을 내서 집에 있을 때의 일이다. 집의 여종 둘이 서로 시끄럽게 싸우다가 잠시 뒤 한 여종이 와서 "아무개가 저와 다투다가 이러이러한 못된 짓을 하였으니 아주 간악한 년입니다"라고 일러바쳤다. 그러자 황희는 "네 말이 옳다"고 하였다. 또 다른 여종이 와서 똑같은 말을 하니 황희는 또 "네 말이 옳다"고 하였다. 마침 황희의 조카가 옆에 있다가 답답해서 "숙부님 판단이 너무 흐릿하십니다. 아무개는 이러하고 다른 아무개는 저러하니 이 아무개가 옳고 저 아무개가 그릅니다" 하며 나서자 황희는 다시 또 "네 말도 옳다"고 하며 독서를 계속했다고 한다.

어떻게 보면 황희가 '이래도 좋고, 저래도 좋다'고 한 것으로 보이기도 한다. 그러나 한편으로는 서로 상반되고 대립되는 것을 하나로 포용하는 관용의 정신을 나타내는 것일 수도 있다. 그리고 제삿날에 개가 새끼를 낳은 것에 대한 답변으로 부인의 핀잔을 듣고 황희가 한

말이 있다. "아내는 제사 드리기 싫어하기에 지내지 않아도 된다고 한 것이고, 남편은 제사 드리고 싶어 하기에 제사 드리도록 했을 뿐이오"라고 말했다.

황희는 다른 사람의 입장을 충분히 배려할 줄 아는 자세를 가진 것으로 볼 수 있다. 황희는 집안에서 일하는 노비에 대해서도 관용을 베풀었을 뿐만 아니라, 자신의 집에 있는 배나무에서 배를 따려다 들킨 젊은이를 꾸짖기보다는 오히려 자신의 집 시동을 시켜 배를 따다 주는 관용의 미덕을 보이기도 했다.

이처럼 관용과 포용이 생활화된다면 마음병이 생기지 않을 것이고 성인병도 생기지 않으니 장수할 수 있는 것이다.

소신과 원칙을 지킨 것이 장수비결

황희는 성품이 너그럽고 어질며 침착했으며 사리가 깊고 청렴하며 충효가 지극했다고 한다. 그러나 관직생활에 있어서는 소신과 원칙을 지켰다. 태종이 양녕대군을 세자에서 폐하고 충녕대군(뒷날의 세종대왕)으로 교체하려고 하자 대부분의 신료들은 이를 지지했지만 이조판서로 있던 황희는 끝까지 주장을 굽히지 않고 반대하다가 결국 귀양을 가게 된다. 소신과 원칙을 지키면서도 때로는 관용을 베풀 줄 알았기에 24년이나 재상의 자리에 있을 수 있었고, 영상의 자리에 18년이나 머물 수 있었던 것이다.

기름진 음식 피하며 청백리의 삶 추구

조선조에서 황희처럼 재상까지 역임하였으면서도 청백리로 선정된 인물은 18명 정도에 불과하다. 물론 황희도 53세 때 뇌물을 받아 '황금대사헌(黃金大司憲)'이라고 불릴 정도로 비난을 받은 적이 있다. 그러나 검소하게 살면서 기름진 음식을 멀리했기에 장수했던 것으로 보인다.

황희는 87세에 영의정에서 물러나 파주의 임진강변에 지은 '반구정(伴鷗亭)'에서 여생을 보냈다. 반구정은 갈매기와 여생을 보내려고 만든 정자라는 뜻인데, 황희 사후에 폐허가 되었다가 후손에 의해 중수되면서 미수 허목이 기문(記文)을 지었다.

"물러나 강호(江湖)에서 여생을 보낼 적에는 자연스럽게 갈매기와 같이 세상을 잊고 높은 벼슬을 뜬 구름처럼 여겼으니, 대장부의 일로 그 탁월함이 마땅히 이와 같아야 하겠다."

당대에 부러울 것이 없던 황희였지만 평소 미물인 갈매기와 더불어 살려는 마음을 가졌던 것으로 짐작할 수 있다.

4장

과로해서
힘든 삶을 보낸
인물들

세종대왕이 30세부터
당뇨병으로 고생한 이유

조선 왕조에서 가장 훌륭한 임금으로 추앙받는 세종대왕은 안타깝게도 54세에 세상을 떠났다. 세종의 할아버지인 태조 이성계는 74세까지 장수했고, 무인 집안 출신이다. 당연히 세종도 튼튼한 골격을 물려받아 체격도 좋고 힘도 좋았다.

그렇지만 22세에 임금이 된 다음해에 큰아버지인 정종, 어머니 민씨 그리고 아버지 태종이 잇달아 사망하여 7년 동안 국상을 치르느라 술과 고기를 비롯한 기름진 음식을 멀리하면서 제사에 일일이 참여하다 보니 심신이 지쳤다.

그러다보니 심신이 피로하고 음식 양생이 어려워 세종은 젊은 시절부터 온갖 질병에 시달릴 수밖에 없었는데, 눈병에다 각기병, 임증, 종기, 설사, 이질, 두통, 부종 그리고 소갈, 즉 당뇨병 등이다. 그중에서 주된 병은 당뇨병이었고, 나머지는 대개 당뇨병의 합병증으로 볼 수 있다.

고기 좋아하는 대식가 위협하는 당뇨병

세종은 30세 무렵에 이미 당뇨병이 생겼던 것으로 보인다. 실록에 의하면 43세 때 6월에 "소갈증이 있어 열서너 해가 되었다. 그러나 이제는 조금 나았다"고 하였다. 그해 7월에는 "소갈병을 앓아서 하루에 마시는 물이 어찌 한 동이만 되었겠는가"라고 하여 호전과 악화를 반복하면서 고생하였음을 짐작할 수 있다.

그러다 46세에는 소갈에 눈병이 심해져 도저히 정사를 볼 수 없어 중국과의 외교관계와 군정 이외의 모든 사무를 세자(뒷날의 문종)에게 맡기려고 하였으나 대신들의 반대로 미루었고, 결국 다음해에 세자에게 섭정을 맡겼던 것이다.

흔히 당뇨병을 '부자병'이라고 하는데, 육류 등의 지방질 음식, 술, 단 음식 등을 많이 먹는 것이 가장 큰 원인이다. 왕실에서는 과도한 영양섭취를 하면서 운동이 부족했기에 당뇨병 환자가 많았는데, 세종대왕도 식성이 좋은 대식가였고 고기가 없으면 수저를 들지 않을 만큼 육류를 좋아했다고 한다.

실록에 의하면 세종이 왕위에 오른 뒤에 상왕인 태종이 수렴청정을 하다가 자리에 눕게 되자 신하들에게 "주상은 고기가 없으면 밥상을 받지 않으니 내가 죽으면 상중에도 고기를 들게 하라"는 유지를 내렸다고 할 정도다. 게다가 몸도 비만형이었고, 늘 앉아서 정사를 돌보고 책을 읽느라 과로한 데다 사냥 같은 운동에는 흥미가 없었다. 그나마 격구와 활쏘기를 좋아했으나 자주 하기는 어려워 운동량이 크게 부족했을 것으로 보인다.

당뇨병의 유발 원인과 악화 요인으로 스트레스를 들 수 있다. 화를 내거나 근심 걱정을 많이 해도 금방 혈당치가 치솟게 되고 합병증이 나타나기 쉽다. 세종도 많은 업적을 이루는 과정에서 스트레스가 많았고, 며느리 즉, 세자빈 두 명의 문제로 골머리를 앓았으며 왕비와 아들들의 연이은 사망으로 인해 상심한 나머지 병이 심해져 결국 사망에 이르렀던 것이다.

당뇨병의 증상과 합병증

당뇨병을 한의학에서는 '소갈(消渴)'이라 한다. 소(消)는 태운다, 소모한다는 뜻이고 갈(渴)은 마른다는 의미로, 음식을 먹으면 금방 눈 녹듯이 녹여버려 돌아서면 배고프고 입이 말라 물을 많이 마시기 때문에 붙여진 병명이다. 음식을 자꾸만 많이 먹으면서도 기운이 없고 몸이 야위게 되니, 연비가 낮아서 기름을 많이 먹는 자동차처럼 비경제적인 만성 소모성 질환이다. 소갈은 뱃속, 즉 위장과 대장에 열이 많으므로 음식물을 빨리 소화시키고 열이 올라와 답답하면서 입이 마르는 상태다.

세종이 앓았던 질병들은 대개 당뇨병으로 인해 생겨나거나 악화된 것으로 볼 수 있다. 실제로 혈당 조절이 잘 되지 않는 환자는 방어 능력이 감소되어 각종 감염증에 쉽게 걸리고 또한 쉽게 낫지 않는다.

특히 피부 감염, 결핵, 폐렴, 요도염, 방광염을 비롯하여 담낭염, 치은염, 비염, 악성 외이도염 등이 함께 나타나는 경우가 많다. 고혈당에 의한 삼투압 증가 등에 의해 백혈구의 기능이 감소되어 있고, 모세혈관의 벽이 두꺼워지기 때문에 백혈구의 이동이 방해를 받고, 인슐린과 영양소 등이 혈관 밖으로 확산되는 것도 감소되기 때문이다. 때문에 종기나 상처가 생기면 치유가 느려 병원성 균종의 피부 내 침입이 용이해진다.

당뇨병 환자는 당뇨병이 없는 사람에 비해 중풍이 오는 비율이 2배가 넘고, 신장병, 당뇨병성 망막증, 백내장 등을 비롯하여 성기능 장애도 올 수 있다. 특히 당뇨병의 진행 과정은 노화과정과 유사하기 때문에 당뇨병이 있으면 장수하기 어렵다.

당뇨병 때문에 악화된 눈병

세종은 당뇨병의 합병증으로 눈병이 심해져서 말년까지 고생했다. 34세경부터 안질에 걸려 44세경에는 어두운 곳에서는 지팡이 없이 걷기가 힘들 정도였으니 심각한 시각장애 상태까지 진행된 것으로 보인다.

세종은 건강 문제로 인해 별세할 때까지 8년간 세자인 문종에게 섭정을 맡겨 국가의 중대사를 제외한 모든 결재를 넘겨주었다. 그렇지만 자신이 추구하던 주요 과제는 하나도 멈추지 않았고, 실명 위기까지 가면서도 새로 편찬한 책들을 하루에 수십 권씩 직접 검토했다고 한다.

훈민정음을 창제한 것이 세종 25년, 반포한 것이 28년으로 승하하기 4년 전이었으니 한글은 눈병과 당뇨병 등을 앓고 있는 투병 상황에서 탄생한 위대한 업적이었던 것이다. 눈병에 제일 나쁜 것이 술, 과도한 성생활 그리고 신경과로인데, 그런 점에서 세종은 눈의 안위를 전혀 돌보지 않았다고 할 수 있다.

왕가에 전해지는 당뇨병 비책

왕이 받는 수랏상에는 흰쌀밥 외에 팥물밥이 있었다. 흰쌀밥과 팥물밥 중에서 그때그때 골라 먹었던 것이다. 팥물을 이용해 수라를 지은 이유는 붉은 팥이 액운을 쫓는다는 의미가 있는데다 맛도 좋고 어혈(瘀血)을 풀어주며 곪은 것을 배출시키고 해독작용이 있어 염증을 없애줄 뿐만 아니라 '소갈'의 예방과 치료에 효과적이기 때문이다.

소갈이 오면 열로 인해 몸의 물기가 빠지고 건조해지게 되는데, 팥의 찬 성질과 기운을 아래로 끌어내리는 성질이 갈증을 풀어주며 열을 가라앉혀 준다. 또한 팥은 숙취에서 잘 깨어나게 해주고, 술을 많이 마셔서 생긴 당뇨병, 즉 '주갈(酒渴)'에도 효과가 있다. 그러니 술을 자주 마시고 기름진 음식을 즐겨 먹으며 운동이 부족한 왕들에게 팥이 소갈 예방약이 되었던 것이다.

당뇨병 환자가 꼭 알아야 할 식이요법

『동의보감』을 비롯한 한의서에서 당뇨병 환자에게 금한 식품은 술, 짠 음식, 밀가루 음식으로 이것만 잘 지키면 약을 먹지 않아도 저절로 낫는다고 했다. 술을 절제하고 있다가 한 번 폭음을 해도 혈당치의 변동이 매우 커지고, 담배를 피우는 당뇨병 환자들이 합병증에 훨씬 잘 걸리고 사망률도 높다. 그밖에도 피해야 할 음식은 굽거나 볶은 음식, 단 음식, 고추, 마늘 등 열이 많은 식품, 꿀, 설탕, 사탕, 초콜릿, 케이크, 아이스크림, 과일 통조림 등이다.

좋은 음식으로는 보리, 콩, 팥, 율무, 녹두, 참깨 등의 곡류, 배추, 양배추, 무, 상추, 미나리, 시금치, 마, 오이, 당근 등의 채소가 있다. 미역, 김, 다시마 같은 해조류도 괜찮고, 과일로는 비교적 당이 적은 딸기, 토마토 등이 무난하고 생선이나 살코기도 괜찮다. 그렇지만 어떤 음식이든 포식이나 과식해서는 안 된다.

눈 건강 지키는 손쉬운 지압과 음식

눈을 감고 눈동자를 회전시키거나 아침에 일어나자마자 양손 손바닥을 마주대고 비벼서 열이 나게 한 뒤에 눈 위에 댄다. 지압을 하는 것도 좋은데, 눈의 안쪽 즉 코 쪽으로 끝부분에 있는 정명 경혈, 눈썹의 안쪽 끝부분에 있는 찬죽 경혈, 눈썹의 바깥쪽 끝부분에 있는 사죽공 경혈 등을 자극해 주면 눈 주변의 혈액순환을 도와준다.

눈을 밝게 하는 식품도 있다. 눈은 목화토금수의 오행 중 '목(木)'에 해당돼 간장계통에 속하므로, 소, 돼지, 토끼의 간이 도움이 될 수 있다. 또한 '목'은 '수(水)'의 도움을 받는 '수생목(水生木)'이 되어야 하므로, '수'에 해당하는 신장의 음기가 부족하면 간장도 허약해져서 눈이 나빠진다.

이럴 때는 신장의 음기를 보충해 줘야 하는데, 산수유, 거북의 등껍질과 국화 등이 좋다. 눈의 충혈과 피로를 풀어주는 약재로는 결명자를 비롯하여 전복의 껍질인 석결명, 구기자 등이 좋다.

세종대왕의 입질은
성병이 아니라 전립선염

세종대왕이 성병의 일종인 '임질'에 걸려 고생했다는 기록이 있다. 세종이 정말로 임질에 걸렸던 것일까? 임금이 성병에 걸렸다는 것도 이해하기 어렵거니와, 더욱이 세종이 그렇게 되었다는 것은 믿기지 않는 일이다.

임증과 임질은 서로 다른 병이다

조선왕조실록 세종편(세종이 43세 때인 1439년)에 세종 스스로 자신의 질병을 고백하는 얘기가 나오는데 "지난해 여름에 임질을 앓아 오래 정사를 보지 못하다가 가을, 겨울에 이르러 조금 나았다"고 했다. 여기 나온 '임질'을 성병으로 해석한 것인데, 그것은 큰 오류다. 한의학에 '임증(淋證)'이라는 병증이 있는데, 세종대왕의 경우 실록을 편찬하는 사관이 임증을 임질로 잘못 표기한 것으로 보인다. 임증과 임질은 큰 차이가 있다.

임질은 정식 명칭이 임균성 요도염으로, 임균에 감염되어 걸리는 '성교 전파성 질병'이다. 성관계를 하고 3일에서 10일쯤 지나 성기 끝에서 누런 농이 나오면서 요도 주위가 가렵고 소변을 자주 보고 싶으며 참기 힘들고, 소변을 봐도 시원하게 나오지 않으며 소변이 나올 때 화끈거리고 따끔거리는 등의 증상이 나타나면 급성 임균성 요도염에 걸린 것으로 볼 수 있다.

임증은 소변이 시원스럽게 나오지 않으면서 통증이 있는 경우를 두루 아우르는 병증인데, 임(淋)은 삼 수 변에 수풀 림이니 소변이 나오는 상태가 숲에 비가 내릴 때 빗물이 나무에 걸려 똑똑 떨어지는 것과 유사하다는 것을 나타낸다.

임증은 8가지가 있는데, 열림(熱淋)은 방광에 열이 쌓여 생기는 것으로 소변 볼 때 화끈거리고 따가운 증상이 위주이고, 고림(膏淋)은 마치 고름 같은 소변이 나오는 것이다. 혈림(血淋)은 소변에 피가 섞여 나오면서 통증이 있는 것이고, 사림(沙淋)과 석림(石淋)은 소변에 모래나 돌이 섞여 나오는 것이다. 노림(勞淋)은 과로해서 생기는 것이고, 기림(氣淋)은 기가 맺히거나 허약해서 생기는 것으로 둘 다 소변이 시원하게 나오지 않으면서 보고 나도 항상 덜 본 것 같다. 냉림(冷淋)은 찬 기운을 많이 받아 소변이 잘 나오지 않으면서 아랫배가 아픈 것을 말한다.

임증은 수많은 비뇨기 질환을 통칭한 것으로 이해하면 된다. 임증가운데 열림과 고림은 신우신염, 방광염을 비롯하여 임질 즉 임균성 요도염이나 비임균성 요도염에 해당되고, 사림과 석림은 요로결석, 그리고 노림과 기림은 급만성 전립선염에 해당된다. 그러므로 세종대왕이 임질에 걸려 고생했다는 것은 '임증'을 잘못 해석한 것이다. 세종대왕의 임증은 열림과 고림, 즉 임균성 요도염으로 볼 것이 아니라 노림과 기림, 즉 전립선염으로 보는 것이 합당할 것 같다.

격무에 시달리면서도 22명의 자녀를 둔 세종

전립선은 방광 바로 아래 요도를 둘러싸고 있는 밤알 같은 모양과 크기의 기관으로 남성에게만 있다. 밤꽃 냄새가 나는 전립선액을 분비하는데, 정액에 포함되어 정자를 활발히 운동하게 하는 역할을 한다. 전립선염은 불결한 성교로 세균성 요도염에 걸린 뒤 치료를 잘하지 못해 전립선에 세균이 침범한 것도 원인인데, 이 경우는 10% 정도에 불과하고 대부분은 비세균성이다.

전립선염은 청·장년 남성에서 흔히 발생하는데, 특히 오랫동안 앉아서 생활해 전립선 부위에 압박을 많이 받는 회사원이나 학생, 운전기사 등에 잘 생긴다. 불결한 성교로 인한 세균 감염으로 요도염에 걸린 뒤 치료를 잘 하지 못해 전립선에 세균이 침범하는 것이 직접적인 원인이지만 사실 세균성 전립선염은 그리 많지 않다.

오래 차를 타고 다니거나 과음, 과로는 물론이고 자위행위나 성교가 과도하거나 성교 시 사정을 억지로 참거나 너무 장시간 성교를 하여 전립선이 오랫동안 충혈된 것이 요인이 된다. 노림(勞淋)의 노(勞)는 육체적, 정신적, 성적인 과로를 의미한다. 그러니 일을 많이 하거나 신경을 많이 쓰거나 혹은 성생활이 과도한 것이 원인이다.

세종은 항상 오래 앉아 책을 읽다 보니 방광 아래 위치한 전립선이 눌려서 자극을 받았다. 그리고 한글 창제, 영토 확장, 과학기구 개발을 비롯하여 수많은 일들을 처리하느라 정신적인 스트레스가 엄청났을 것이다. 또한 세종은 왕비를 비롯한 6명의 부인으로부터 무려 22명의 자녀를 두었으니 당연히 성생활도 왕성했을 것이므로 전립선에 무리가 되었을 가능성이 있다.

실록에 세종 스스로 가을, 겨울이 되어 조금 나았다고 하였는데, 여름에는 땀을 많이 흘려 소변의 양이 줄므로 전립선염이 악화되기 쉽지만, 가을과 겨울에는 땀이 적으므로 소변 양이 많아지면서 소변을 통한 염증 물질의 배출에 도움이 되었기 때문으로 볼 수 있다.

남성건강 위협하는 전립선염의 증상과 예방

전립선의 만성염증은 우유 같은 묽은 배설물이 나오고 소변이 자주 나오면서 참기 어렵고 불쾌감도 많다. 허리, 사타구니, 성기 주위에 통증이 있고, 쉽게 피로해지며 권태감을 느끼는 등 머리끝부터 발끝까지 증상이 나타나 매우 고통스럽다. 호전과 악화를 반복하면서 오래도록 잘 낫지 않는다. 물론 쉬면 저절로 좋아질 수 있지만 세종은 항상 일이 많았고 오래 앉아 책을 보았기에 그토록 악화된 것으로 보인다.

밤톨만한 전립선 때문에 남성이 당하는 고통은 적지 않다. 전립선염, 전립선비대증 그리고 전립선암도 있다. 젊었을 때는 염증으로, 중년 이후에는 비대증이 생겨 요도가 좁아져 소변 배출에 지장을 일으키며 성생활에도 큰 장애가 된다. 더욱이 전립선암은 미국에서 남성암 중에 1위를 차지하고 있으며, 우리나라도 육류 위주의 고지방식 서구형 식단이 늘어나면서 2020년에는 1위에 오를 것으로 전망되고 있다.

전립선 질환을 예방하기 위해서는 과로와 전립선에 압박을 줄 수 있는 운동, 술, 커피, 맵고 건조한 자극성 음식, 굽거나 볶은 음식 등을 피해야 한다. 물을 많이 마셔서 소변 양을 늘리고, 대변을 매일 시원하게 보는 것이 좋으며, 회음부를 따뜻하게 해야 하고 자주 따뜻한 물에 좌욕을 하는 것이 도움이 된다.

그리고 전립선은 성생활과 관계된 기관이기 때문에 적절한 성생활을 하지 않는 경우에 문제가 생기기 쉬우므로, 금욕하기보다는 적당한 간격으로 성생활을 하여 전립선 액이 적절하게 분비되도록 하는 것이 좋다. 실제로 60세가 되기 전에 전립선비대증이 나타난 환자들의 상당수가 평소 성생활 빈도가 낮거나 40대 초반부터 성생활을 거의 하지 않은 경우가 많다고 한다.

정조대왕,
과로와 스트레스로 인한 왕의 직업병

조선의 임금 중에 열심히 학문을 닦고 나라를 부강하게 만들기 위해 진력을 다한 왕으로 세종대왕과 정조대왕을 꼽는다. 정조는 억울하게 뒤주에 갇혀 죽은 아버지 사도세자의 한을 풀고 부강한 나라를 만들기 위해 글공부에 전념해 학문의 경지가 높았다. 규장각을 설치하여 운영하면서 과거에 급제한 수재들 중 우수한 인재를 뽑아 '초계문신(抄啓文臣)'이라 하여 직접 공부를 가르치고 시험을 보아 상벌을 내리면서 인재를 양성했을 만큼 대학자였다.

후세에 남겨진 업적만큼이나 높이 쌓인 과로

하지만 정조는 25세에 왕위에 올라 49세의 나이로 세상을 떠났다. 정조의 죽음을 두고 병사냐 독살이냐에 대해서는 갑론을박도 있지만 정조는 젊을 때부터 건강에 문제가 많았다. 10세 때 두창, 즉 천연두를 앓았고, 14세 때 한동안 건강이 좋지 않았으며 15세와 23세 때도 병세가 심해 혼미한 증상이 있었다고 한다. 43세 때는 머리에 부스럼, 즉 종기가 생겼고 한동안 불면증이 있었으며 두통과 이질로 고생했다. 46세 때는 가슴에 불편한 증상이 있었고, 47세 때는 화성 행궁에 갔다가 건강이 악화되었는데 매년 그 행사 때마다 건강하게 왕래한 적이 없었다고 한다.

정조는 세손 시절부터 끊임없이 자신의 목숨을 노리는 무리들에 시달리고 할아버지인 영조대왕의 엄격한 교육 속에 학문을 닦느라 밤잠도 제대로 자지 못하는 등 심신이 고단했다. 그리고 왕이 된 뒤에도 과감한 정치개혁을 단행하고 탕평책 등 다양한 정책들을 펼쳐 나가는 과정에서 너무 많은 에너지를 소모했다.

물론 그 덕에 정조는 우리 역사에 크나큰 발자취를 남겼다. 문물제도가 정비되었고 새로운 활자가 만들어졌으며 수많은 문헌들이 편찬되었고 우리나라 최초의 인공도시 화성이 건설되었으며, 문예 부흥기라고 할 정도로 문화의 황금기를 이루었다. 그러나 안타깝게도 정조 사후 조선은 내리막길로 접어들었다.

하루 종일 담배를 손에서 놓지 않은 골초

정조는 『일득록』이라는 문헌에 '담배 예찬론'을 남겼을 정도로 애연가였다. 내용을 보면 담배는 맛이 제호탕(醍醐湯)보다 좋고 향기는 난초나 지초보다 뛰어나며 유익한 점이 많으니 더위를 씻어주고 추위를 막아주며 식사 뒤에는 음식을 소화시키고 변을 볼 때는 악취를 쫓고 잠이 오지 않을 때 피우면 잠이 오게 한다고 했다. 뿐만 아니라 글을 쓸 때나 남과 대화할 때나 사색할 때나 도움이 되지 않을 때가 없다고 했다. 정조는 요즘으로 치면 '골초'라고 할 정도로 담배를 좋아했다.

정조는 어릴 때부터 아버지인 사도세자의 비극적인 죽음과 할아버지인 영조의 호령에 놀라 두려움과 긴장 속에서 지냈고 심지어 끊임없이 목숨을 노리는 무리들 때문에 왕위에 오를 때까지 사연도 많았다. 왕이 된 뒤에도 탕평책을 비롯한 과감한 정치개혁을 펼쳐나가는 과정에서 노심초사가 이만저만이 아니었다. 그래서 복잡한 생각과 스트레스에서 벗어나고자 담배를 가까이 한 것으로 짐작되는데, 과도한 흡연은 정조의 건강을 해치는 데 중요한 역할을 했을 것이다.

중년 이후 발기부전의 주범은 담배

담배는 음양으로 볼 때 순전히 '양(陽)'의 성질로 잘 유통되어 두루 퍼지므로 몸속에 들어가면 잠깐 사이에 온몸을 순환한다. 그래서 약효를 '행기 행경락 통달삼초(行氣 行經絡 通達三焦)'라고 한다. 삼초는 '오장육부' 중에 육부의 하나로서 기를 소통시키는 역할을 하는데, 자율신경계와 유사하므로 서양의학에서 담배가 자율신경계에 작용하여 진정, 각성효과가 있다는 것과 일치한다. 즉, 긴장을 풀고 쾌감을 주며 정신집중에도 도움을 주는 등 정신적인 피로를 풀어줄 수 있으므로 술이나 차의 대용이 된 것이다. 담배는 횟배(회충으로 인한 배앓이)를 앓거나 음식을 먹고 체한 경우에 도움이 되지만 지속적으로 피우면 치명적인 장애를 야기한다.

담배는 만성 기관지염과 천식, 폐기종 등을 비롯하여 후두, 구강, 폐 등의 암 발생을 쉽게 한다. 그리고 혈압을 오르게 하며 동맥경화를 촉진시켜 심근경색증을 일으키기 쉽고, 위장과 창자의 기능을 약화시키고 궤양을 일으키며, 입속을 잘 헐게 하고 치아 질환을 유발할 수 있다.

그밖에도 뇌로 가는 혈류량을 줄여 뇌기능을 저하하고, 성기능을 감퇴시킨다. 중년 이후 발기부전의 주범이 바로 담배인데, 실제로 하루에 한 갑씩 20년간 담배를 피운 사람의 72%에서 음경동맥의 폐쇄가 나타났다는 보고도 있다. 또한 담배의 매운맛이 피부와 모발을 상하게 한다. 피부의 물기를 말려버려 건성으로 만든다. 기가 허약해서 기운이 가라앉는 사람이 담배를 피우면 기가 더욱 약해지므로 금하는 것이 좋다.

종기가 패혈증으로 악화되는 과정

정조는 심한 종기로 치료받다가 세상을 떠난 것으로 알려져 있다.

종기가 생긴 것이나 패혈증으로 악화된 데는 과로가 큰 원인이었지만 독살 의혹도 제기되고 있다. 종기는 42세에도 생겼는데, 잘 낫지 않자 민간에서 피재길(고약 치료를 주로 하던 종기 전문의)이라는 의원을 불러 치료받기도 했다. 49세에는 허리에 작은 종기가 생겨 고약을 발랐으나 화농이 심해지고 피고름을 짜내느라 극심한 통증을 참아야 했는데, 종기가 등으로 번지고 목뒤의 머리까지 번져서 그로 인한 통증 때문에 누울 수도 없고 기운이 쇠한 탓에 일어설 수도 없는 나날이 계속되었다.

증상이 악화돼 종기에서 고름이 나오고 등골뼈 아래쪽부터 목뒤 머리카락이 난 곳까지 여기저기 부어올랐는데, 크기가 크고 병이 오래되어 점점 원기가 쇠약해졌다. 종기 부위가 당기고 아프며 입맛이 없고 열기가 오르는 증상이 심해졌고, 연신 고름을 짜내고 고약을 바르고 침을 맞고 여러 가지 탕약을 복용하는 등 온갖 치료를 다 했지만 소용이 없었다.

정조가 친필로 쓴 비밀편지인 어찰을 보면 자신의 질병에 대한 얘기를 여러 번 언급하고 있다. 사망하기 13일 전인 1800년 6월 15일에는 "뱃속의 화기(火氣)가 올라가기만 하고 내려가지는 않는다. 항상 얼음물을 마시거나 차가운 온돌 바닥에 등을 붙인 채 잠을 이루지 못하고 뒤척이는 일이 모두 고생스럽다. 여름 들어서는 더욱 심해져 열을 내리는 '황련(黃連)'이라는 약재를 몇 근이나 먹었는지 모른다고" 고 호소하는 내용도 들어 있다.

정조를 죽음에 이르게 한 왕의 직업병

종기는 조선의 왕들을 괴롭힌 '직업병' 1위라고 할 수 있는데, 등, 뒷목덜미 부위에 잘 생기고 엉덩이, 허리, 얼굴 등에도 생기는 등창이다. 등창은 피부에 국소적으로 고름이 생긴 뽀루지, 즉 부스럼인데, 한의학에서는 '옹(癰)', '절(癤)'이라고 한다.

『동의보감』에는 '분하고 억울한 일을 당해 마음이 상하거나 소갈이 오래되면 반드시 옹저나 정창이 생긴다'고 하였으니 스트레스와 당뇨병이 가장 큰 원인이라고 할 수 있다. 나라를 다스리는 막중한 책무로 인한 스트레스와 운동부족이 왕들에게 종기를 선사했던 것이다.

종기는 서양의학에서 보면 포도상구균이 피하조직에 들어가서 생기는 것인데, 심해지면 균이 피하조직을 따라 점점 퍼지며 합병증인 패혈증이 생겨 전신에 퍼지게 되면 뇌막염 등 여러 장기에 염증이 생겨 사망하게 된다. 종기로 고생했던 임금은 세종, 문종, 성종, 효종, 정조 등이다.

걷기 운동으로 만드는 남자의 생존 체력

과로는 몸과 마음의 스트레스를 유발한다. 스트레스는 현대에 이르러 생긴 병인 것처럼 여겨지고 있으나 사람 사는 곳이라면 예나 지금이나 신분의 귀천을 막론하고 존재했던 것이다. 조선의 문종 임금

163

도 과로로 인해 병을 얻어 39세로 별세했고, 5,000년 중국 역사에서 진짜 일하다 지쳐 죽었다고 생각되는 유일한 황제인 청나라의 옹정제도 황제가 된 지 13년 만에 58세의 나이로 사망했다.

정신적 스트레스나 과로로 인해 몸이 상하는 것을 예방하기 위해서는 운동과 균형 잡힌 영양섭취가 중요하다. 특히 교통수단의 발달과 더불어 절대적으로 줄어든 걷기 운동을 되살릴 필요가 있다. 걷기는 생존을 위해 해야 하는 '발로 하는 숨쉬기 운동'이다. 꾸준히 걸으면 온몸의 순환이 좋아져 만병을 예방할 수 있다.

걸을 때는 바른 자세를 유지해야 하는데, 가슴을 활짝 펴서 앞으로 내밀 듯 들어 올리고 턱을 당기고 시선은 정면을 응시한다. 보폭을 넓히고 팔을 앞뒤로 힘차게 움직여 조금 빠르게 걷는다. 입을 가볍게 다물고 코로 깊게 호흡하는 것이 바람직한 걷기 자세다.

퇴계 이황, 생명력 고양하는
'활인심방'으로 체질 극복

　우리나라의 대표적인 성리학자로서 유학사의 거대한 줄기를 이룬 퇴계 이황은 태어날 때부터 몸이 허약한 데다 생후 7개월 만에 부친을 여의고 편모슬하에서 성장했다. 게다가 20세 때 먹고 자는 것도 잊은 채 『주역』을 읽고 그 뜻을 밝히는 데 몰두하여 건강을 해치고 말았다. 잠을 적게 자면서 먹는 것이 부실하면 몸속의 음기가 부족해져 열이 위로 치밀어 오르는데, 그런 증상을 '음허화동증(陰虛火動證)'이라고 한다.

　오후가 되면 열이 올라 머리와 얼굴이 벌겋게 됐다가 조수처럼 내려가고, 잠잘 때 식은땀이 흥건히 나며 손발바닥이 뜨겁다. 또 몸이 수척해지며 가슴이 답답하고 잠이 잘 오지 않는데, 잠잘 때 정액을 흘리는 '몽정(夢精)'이나 성욕이 항진되는 현상도 나타날 수 있다. 퇴계는 이로 인해 평생 동안 몸이 마르고 쇠약해지는 병에 시달리게 되었던 것이다.

창증과 담증에 시달리면서도 장수한 비결

퇴계는 질병 때문에 관직에 오래 근무하지 못하고 사임하는 일이 20여 차례나 됐고, 37세에 어머니를 여의어 삼년상을 치르면서 건강이 매우 악화되기도 했다. 이런 퇴계의 건강이 염려되어 55세와 66세 때는 왕이 의원을 보내 진료를 받게 한 적도 있었다.

퇴계가 얼마나 질병에 시달렸는지, 건강이 얼마나 그의 관심사였는지는 그의 편지만 봐도 알 수 있다. 퇴계가 남긴 937통의 편지 가운데 질병에 관한 사연이 219통이나 된다. 퇴계는 자신의 병증을 '창증(脹證)'과 '담증(痰證)'이라고 했다. 창증은 배가 불러올라 숨이 차고 대소변이 고르지 못한 증상이고, 담증은 몸속의 물기가 유통되지 못하고 엉켜서 가래처럼 끈적끈적해진 담이 쌓인 것으로 몸에 각종 병을 일으킨다. 담은 밖으로부터 습기나 찬 기운, 혹은 열 기운을 많이 받거나 음식이나 물, 술을 많이 먹어서 생기거나 혹은 신경을 많이 써서 기가 소통되지 못하고 맺힌 경우에 생기기도 한다. 그럼에도 불구하고 퇴계는 70세까지 살았으니 그 양생법에는 특별한 비법이 있었을 것임을 알 수 있다.

활인심방으로 특이체질과 스트레스 조절

퇴계는 체질이 특이한 편이었다. 제자 김성일의 기록을 보면 그의 밥상을 보는 듯하다.

166

"일찍이 도산에서 선생을 모시고 식사를 할 때 보니, 밥상에는 가지, 미역, 무뿐이었다. 끼니마다 세 가지 반찬을 넘지 않았고, 여름에는 마른 포(脯) 한 가지뿐이었다."

퇴계 자신도 "나는 참으로 박복한 사람이다. 기름진 음식을 먹으면 체한 듯 속이 편하지 않고 반드시 쓰거나 담백한 것을 먹어야 장과 위가 편안하다"고 적고 있다. 기름진 음식이 맞지 않고 가지, 미역, 무 같은 서늘한 성질의 반찬과 담백한 음식을 먹어야 속이 편한 것을 보면 사상체질 중의 '태양인(太陽人)'에 해당되는 것으로 볼 수 있다. 태양인은 적합한 약물이 별로 없고 약효가 잘 나지 않는 특이체질인데, 퇴계가 여러 가지 질병으로 평생 고생한 것이 어쩌면 이 탓일 수도 있다.

그럼에도 퇴계가 장수할 수 있었던 비결은 스스로 지은 『활인심방(活人心方)』이라는 책에서 엿볼 수 있다. 『활인심방』은 500년 가까이 진성이씨 종가에만 전해 내려오다가 1973년에 일반에게 공개되었다. '활인'은 막혔던 기혈(氣血)의 통로를 열어 올바른 순환이 되게끔 활력을 불어 넣어 생명력을 고무시킨다는 뜻이다. 사람을 살리고 몸속의 피가 활기차게 흐르게 하는 것이다. 활인심방은 중국 명나라 태조 주원장의 아들 주권(朱權)이 쓴 『활인심(活人心)』에다 퇴계 자신이 생각한 내용을 더하고 새로이 '방(方)'자를 붙인 책으로, 건강과 장수의 비법이 담겨 있다.

500년이 지난 지금도 유효한 중화탕과 화기환

『활인심방』의 핵심은 '마음 다스리기'다. 퇴계는 서문에서 "마음이 편안해야 병이 없다. 마음을 고요히 하면 성품이 안정되고 감정이 순화되어 병이 발생하지 않는다"고 했다. 모든 병은 자기의 잘못된 생활습관에 따라 발생하는 것이며 잘못된 생활 습관은 자기 마음이 스스로 짓는 것이라고 했다. 즉, 자기 몸이나 이 세상의 모든 일이 꿈과 같이 무상하다는 것을 깨닫고 대자연과 하나가 되는 공부를 쌓아가는 사람에게는 병이 끼어들지 못할 것이라는 말이다.

마음 수양을 위한 구체적인 처방으로 중화탕(中和湯)과 화기환(和氣丸)을 제시하고 있다. 중화탕은 마음을 중화시켜주는 약이라는 의미로, 성정이 한쪽으로 치우치지 않고 과불급(過不及 지나치거나 미치지 못함)이 없는 상태를 이른다. 그런데 실은 먹는 탕약이 아니라 무형의 정신적인 약이다. 30가지 마음의 자세를 잘 섞어 만든 이 방법을 사용하면 원기를 굳건히 보존하고 나쁜 기운이 침범하지 못하게 해 병이 생기지 않아 편안하게 살아갈 수 있다고 했다.

마음을 중화시켜 편안하게 하여 질병을 예방하게 해주는 중화탕에 들어 있는 30가지 약재는 30가지 덕목이라고 해야겠는데, 버리거나 경계해야 할 덕목 9가지와 마음을 다스리기 위해 적극적으로 추구해야 할 덕목 21가지로 구성되어 있다.

버리거나 경계해야 할 9가지 덕목은 사무사(思無邪 나쁜 일을 생각하지 않을 것), 막기심(莫欺心 마음을 속이지 말 것), 막질투(莫嫉妬 질투하지 않을

것), 제교사(除矯詐 교활함과 간사함을 없앨 것), 과욕(寡慾 욕심을 적게 할 것),
계살(戒殺 살생을 경계할 것), 계노(戒怒 성냄을 경계할 것), 계폭(戒暴 난폭함을
경계할 것), 계탐(戒貪 탐욕을 경계할 것) 등이다.

적극적으로 추구해야 할 21가지 덕목으로는 행호사(行好事 좋은 일을
행할 것), 행방편(行方便 편안하고 방정하게 행할 것), 수본분(守本分 본분을 지
킬 것), 무성실(務誠實 정성스럽고 참되게 생활할 것), 순천도(順天道 하늘의 도
를 따를 것), 지명한(知命限 수명의 한계를 알 것), 청심(淸心 마음을 맑게 할 것),
인내(認耐 참고 견딜 것), 유순(柔順 부드럽고 온순하게 지낼 것), 겸화(謙和 겸
손하고 화목하게 지낼 것), 지족(知足 만족함을 알 것), 염근(廉謹 염치와 삼가함
을 알 것), 존인(存仁 어진 마음을 지닐 것), 절검(節儉 절약하고 검소할 것), 처
중(處中 중용을 지켜 한쪽으로 치우치지 말 것), 신독(愼篤 신중히 생각하고 독실
하게 행할 것), 지기(知機 기미를 알아차릴 것), 보애(保愛 사랑을 견지할 것), 염
퇴(恬退 물러날 때 담담하게 물러날 것), 수정(守靜 고요함을 지킬 것), 음즐(陰櫛
남모르게 덕이나 은혜를 쌓을 것) 등을 들고 있다.

화기환은 '참을 인(忍)' 한 글자로 된 한 알의 환약이다. 역시 먹는
약이 아니지만 이것을 마음으로 복용함으로써 분노를 다스리라고 했
다. 특히 마음을 다스리지 못해 발생한 상기증(上氣症)에 효과적이라
고 했다. 또한 '인(忍)'을 마음으로만 외우지 말고 실천할 것을 강조했
는데, 먼저 '참을 인'을 떠올리고, 다음으로 그 실천 방편을 찾아 자기
의 본분을 지키면 정신적인 자극에서 벗어날 수 있다고 했다.

『활인심방』은 퇴계의 후대에까지 큰 영향을 주었다. 선비들이 공

부와 일상생활에 활용할 수 있는 구체적인 심신수련 방법이 많이 담겨 있기 때문이다. 그래서 500년 가까이 자손들에게 전해지며 집안의 건강 지침이 되어 왔던 것이다. 2009년에 101세로 세상을 뜬 15대 종손도 자신의 장수비결이 『활인심방』이라고 했다. 책에 나온 대로 머리를 자주 빗고 치아를 소리 나게 부딪치며 이마와 콧잔등을 자주 문질렀다고 한다.

퇴계 건강 관리법의 핵심, 도인법

퇴계는 건강 체조로 기공 체조법을 제시하고 있다. 바로 도인법(導引法)인데, 직접 그림을 그려 동작을 묘사해 놓았을 만큼 중요하게 생각했다.

- 고치삼십육(叩齒三十六) : 눈을 감고 책상다리 자세로 편안히 앉아 양손으로 머리 뒷부분을 감싸듯하고 아래윗니를 36회 마주친다. 이 동작은 위아래 턱을 통과하는 경락에 자극을 주어 두뇌를 맑게 하고 위장의 흡수를 강화시키며 충치와 치아의 퇴화를 막아준다.

- 천고이십사(天鼓二十四) : 양손을 머리 뒤에서 깍지 끼고 조용히 숨소리가 나지 않게 9회 호흡하고 손목이 턱에 닿게 한 다음 가운뎃손가락에 둘째손가락을 올려놓고 귀 뒤쪽의 튀어나온 뼈 부위에 있는 풍지(風池) 경혈을 24회 튕겨준다.

- 파감천주(擺撼天柱) : 머리 뒤쪽의 머리카락이 끝나는 부위에 있는 천주(天柱) 경혈을 자극하는 운동으로 팔과 어깨를 흔들면서 고개는 반대방향으로 돌린다.

- 적룡교수혼(赤龍攪水渾) : 혀(적룡)를 입안에서 골고루 36회 움직여 침이 많이 나오게 한 뒤 3회에 나누어 삼킨다.

- 폐기악수열(閉氣握手熱) : 숨을 멈추었다가 조금씩 들이마신 다음 양손을 비벼서 잡고 머리 위로 들어 올리며 내쉬면 손에 열기를 느낄 수 있다.

- 배마후정문(背摩後精門) : 숨을 멈추고 손을 비벼서 뜨겁게 한 후 허리 쪽의 콩팥 있는 부위를 36회 세게 주무른 뒤 숨을 들이마시고 멈추었다가 마음으로 화기(火氣)를 단전으로 내려 보내 기를 순환시킨다.

- 좌우단녹로전(左右單轆轤轉) : 자리에 앉아 머리를 앞으로 숙여 한 손을 주먹 쥐어 허리에 대고 어깨를 올렸다 내렸다 36회 하고, 팔을 바꾸어 다시 36회 하고 나서 기를 단전에 보낸다.

- 좌우쌍녹로전(左右雙轆轤轉) : 양손을 모두 주먹 쥐어 허리에 대고 다시 어깨를 36회 아래위로 흔들고 단전으로부터 기가 척추를 거쳐 머리에 오르게 한 다음 두 다리를 쭉 편다.

- 차수쌍허탁(叉手雙虛托) : 양손을 깍지 끼고 손바닥이 하늘을 향하게 들어 올리되, 하늘을 밀어 올리는 기분으로 9회 하며 흉격 사이의 나쁜 기운을 몰아낸다.

171

- 저두반족빈(低頭攀足頻) : 자리에 앉아 양발을 뻗치고 양손으로 발의 중간 부분을 잡고 당기기를 13회 하고 발을 모아 단정히 앉는데, 이때 침이 가득이 고이지 않으면 앞에서 하듯이 입 속에서 혀를 사방으로 움직여 침이 고이게 한 다음 세 차례에 나눠 삼킨다. 침이 잘 생겨 넘어가 잘 돌면 온몸의 맥이 고르고 안정되어 기혈의 순환이 잘 된다.

질병을 예방하고 치료하는 소리기공법

거병연수육자결(去病延壽六字訣)은 '휴(噓), 허(呵), 후(呼), 스(呬), 취(吹), 히(嘻)'의 여섯 글자를 소리 내어 읽음으로써 각각 '간, 심, 비, 폐, 신, 삼초'의 기운을 도와 병을 치료하고 오래 살 수 있게 만드는 건강법이다. 종교적인 의식이나 심신수양법에 주문을 반복적으로 소리냄으로써 기혈의 순환이 촉진되고 마음의 평정이 유지된다는 이론이 있는데, 이것도 오장의 기에 자극을 줄 수 있는 수련법이다. 간, 심장, 비장, 폐, 신장, 삼초가 각각 약할 때 나타나는 증세를 예방하기 위해 소리 내서 읽기를 권했던 것이다.

'휴(噓xu)~' 소리를 내면 간경에 열이 모인 것을 없애고, '허(呵ke)~' 소리를 내면 심장의 열기를 없애고, '후(呼hu)~' 소리를 내면 비장의 탁기를 없애고, '스(呬si)~ 소리를 내면 폐장의 적기(積氣)를 없애고, '취(吹chui)~' 소리를 내면 신장의 허열을 없애고, '히(嘻xi)~' 소

172

리를 내면 삼초의 객기(客氣)를 없앤다고 한다. 소리에 따라 그에 연관된 장기의 나쁜 기운을 내보내고 기의 흐름을 돕는다는 것이다.

소리 기공을 제대로 하기 위해서는 자세와 호흡, 마음가짐이 중요하다. 준비 자세는 편안한 자세로 정좌해서 앉거나 의자에 앉은 상태로 몸의 긴장을 충분히 풀고 고치(叩齒 치아 마주치기)를 12~36회 정도하고 입안의 침을 삼키면 더욱 좋다. 복식호흡을 하면서 기운을 고르게 해야 한다.

숨을 들이마실 때는 코로 천천히 들이마시고 내쉴 때는 6자에 해당하는 소리를 낮고 길게 발음해야 한다. 이때 들이마시는 것보다 내쉬는 것을 길게 한다. 숨을 내쉴 때는 해당 장부와 경락에 쌓인 탁기를 모두 내보낸다는 믿음을 가지고 실행하며 들이마실 때는 맑고 새로운 생명의 기운이 들어온다고 생각해야 한다.

활인심방 보양식 여덟 중 셋이 마로 만든 음식

『활인심방』에서 퇴계가 추천하는 보양(保養) 음식은 모두 여덟 가지다. 측백나무탕, 마로 술을 담근 서여주(薯蕷酒), 한약재 지황으로 술을 담근 지황주(地黃酒), 찹쌀과 개고기로 담근 무술주(戊戌酒), 우유를 넣고 끓인 유죽(乳粥), 녹각을 넣고 끓인 녹각죽(鹿角粥), 마로 끓인 산서죽(山薯粥), 마로 만든 산서면(山薯麵) 등이다. 이 중에 '마'로 만든 음식이 세 가지나 된다는 점에 주목할 필요가 있다.

그중 서여주는 산에서 캔 마를 10여 일 말려서 껍질을 벗기고 푹 삶은 것과 우유를 잘 섞어 반죽해서, 달걀만한 덩어리를 만들어 술 반 되에 1덩이 꼴로 저장한다. 서여는 산에서 난 것이 좋으며, 옛 의서에는 개고기 탕보다 몸에 더 좋다고 했다. 약주는 아침, 점심, 저녁 공복에 한 잔씩 10~20cc 정도의 양을 마시면 되고, 약력이 강한 약술은 아침, 저녁 2회만 복용하면 된다. 산서죽은 마로 끓인 죽을 말하는 것으로, 피로하고 수척할 때 먹으면 좋다. 산서면은 마의 껍질을 벗겨 얇게 썰어 말린 뒤 곱게 빻아 체로 걸러서 국수로 만든 것으로 우유와 꿀을 섞어 먹으면 정력을 충실케 해준다.

정액 양 늘리고 음경 발기 돕는 산약

마는 신장의 음기를 보충하는 보약으로, 활력을 찾는 남성들이 관심을 가져볼 만하다. 허약하거나 과로한 몸을 회복시키는 효과가 크고, 허약하여 열이 조금씩 오르는 것을 내려준다. 특히 심한 만성 허약성 질병으로 난치에 속하는 '오로육극칠상(伍勞 六極 七傷)'을 치료한다고 했으니 최고의 보약이자 자양강장제다. 마를 꾸준히 오래 복용하면 눈과 귀가 밝아지고 모발에도 윤기가 돌며 몸이 가벼워지고 허기를 몰라 장수하게 된다고 하였으니 노화방지약인 것이다.

마는 비위장과 대소장을 튼튼하게 하는 효과가 매우 크다. 입맛을 좋게 하고 설사와 이질을 멎게 하기 때문에 허약해서 생긴 설사를 낫게 하는 처방에는 거의 들어간다. 마의 끈적끈적한 점액질에 뮤신, 아밀라제 등의 소화효소가 들어 있어 단백질, 녹말 소화를 돕고 위벽을 보호해 준다. 폐가 허약해서 생기는 기침, 가래, 천식의 치료에도 마가 활용된다. 소갈병, 즉 당뇨병의 치료에도 활용되고 있는데, 혈당을 떨어뜨리고 인슐린의 분비를 촉진하는 작용이 입증되었다.

마는 정력제로도 매우 좋다. 정을 보충해주는 효능이 있는데, 뮤신이 정액의 양을 늘려준다. 또 정자의 주요 성분이 되는 아르기닌도 들어 있는데, 아르기닌은 음경의 발기에 중요한 작용을 하는 산화질소의 원료가 된다. 또 몸에서 정액이나 소변이 새나가지 않게 막아준다. 그래서 신장이 허약해서 정액을 저절로 흘리는 유정(遺精), 소변을 자주 찔끔거리는 유뇨(遺尿)는 물론이고 소변빈삭, 요실금에도 효과적이다.

그렇지만 마는 설사를 막아주는 약이므로 대변이 단단하거나 변비가 있는 경우에는 반드시 피해야 한다. 변비 때문에 마를 먹을 수 없는 사람에게는 호두나 잣이 보약이 된다. 또 몸에 습기가 많아서 잘 붓거나, 소화가 잘 되지 않고 속이 더부룩하거나, 뱃속에 덩어리가 쌓여 내려가지 않고 체할 경우에는 마를 생으로 먹으면 안 된다. 생으로 먹으면 기가 소통되지 못하고 막혀 병증이 유발되거나 악화될 수 있으니 그런 경우에는 굽거나 삶아서 먹는 것이 좋다.

5장

문란한 생활과
탐욕으로
화를 부른 인물들

철종 임금,
주색에 빠져 방로상으로 요절한 불운아

'강화도령'으로 불린 철종은 비명에 간 사도세자와 후궁 사이에 태어난 왕자, 즉 정조대왕의 서출 아우였던 은언군의 손자다. 그러나 왕손으로서 호사스러운 생활은 고사하고 19세가 되도록 군의 칭호도 받지 못했고 장가도 들지 못했을 뿐만 아니라 천애의 고아로 살았다. 나무를 해서 팔거나 남의 집 일을 도와 겨우 먹고사는 처지였던 것이다.

당시 세도정치가 이루어지던 시절인지라 왕의 가까운 친척으로 똑똑한 사람은 모두 역모로 몰려 귀양을 가거나 사약을 받았다. 철종의 아버지인 전계대원군도 왕족의 유배지였던 강화도에 유배되었기에 가족 모두 강화도에서 살아야만 했고, 큰형인 회평군은 사사를 당하고 말았다.

그런데 헌종 임금이 갑자기 세상을 떠나자 안동김씨 측에서 권력을 자기네 마음대로 주무르고자 무식한 왕손을 왕으로 옹립하는 바람에 졸지에 임금이 된 사람이 바로 철종이다. 그러나 철종은 불과 33세에 요절하고 만다. 강화도에 살 때는 비록 가난하지만 건강하던 청년이 모든 것이 제공되는 최고의 주거 환경에서 최고의 음식과 온갖 귀한 보약을 먹으면서도 14년 만에 세상을 떠난 데는 이유가 있었다.

까다로운 법도와 업무과다로 인한 스트레스

강화도에서 편하게 살던 철종은 엄격하고 까다로운 궁중 법도에 엄청난 스트레스를 받았다. 왕은 입법, 사법, 행정을 모두 관장해야 했기에 일이 많을 수밖에 없었다. 그래서 왕의 할 일이 만 가지나 된다고 해서 '만기(萬機)'라고 했다. 실제로 왕은 해뜨기 전인 새벽 5시 전후에 일어나 밤 11시까지 빡빡한 스케줄에 따라 매우 힘든 하루하루를 보내야만 했다.

철종은 졸지에 왕이 되어 대왕대비의 수렴청정을 3년 거쳐 친정을 했지만 제대로 글공부를 한 적이 없으니 정사를 보기 어려웠다. 그래도 철종은 민생을 돌보는 데 남다른 애정과 성의를 나타냈다. 가뭄이나 수재를 당한 백성들에게 구휼미를 내려 보내고 자금을 대출해 주는가 하면 탐관오리를 징벌하라고 엄명을 내리기도 했으며 민란 수습에 진력했다. 그러나 안동김씨의 세도정치 앞에서 기를 펴지 못하여 제대로 할 수 있는 게 별로 없었다.

사랑하는 여인을 잃은 슬픔과 외로움

마음 붙일 곳 없는 궁중에서 외로움에 시달린 것도 철종에게는 병의 원인이 되었다. 철종은 강화도에 살 때 사랑하는 여인이 있었는데, 왕이 되고 나서도 그 여인을 몹시 그리워했다고 한다. 생소한 궁중생활은 강화도 시절에 대한 향수와 연인에 대한 상사병을 불러일으켰다. 철종은 그 여인을 궁궐로 데려오고 싶어 했으나 상민 신분의 여인을 받아들일 수 없다는 대왕대비의 뜻이 완강해 물러설 수밖에 없었다.

물론 왕비가 있었지만, 왕비는 안동김씨 집안의 사람으로 법도에 충실한 냉철한 여인이었다. 철종은 궁궐에서 강화도 쪽의 하늘을 쳐다보며 "북쪽에서 온 말은 북쪽 바람을 향해 서고, 남쪽에서 온 새는 남쪽 가지에 둥지를 튼다"며 자신의 처지를 한탄하곤 했다고 한다.

과도한 성생활이 원인이 되는 방로상

외로움에 젖은 철종은 결국 밤낮으로 술과 후궁들에게 빠져들게 된다. 더구나 정치를 오로지하기를 바랐던 안동김씨 일족에서는 철종이 주색에 탐닉하는 것을 방치했다. 과도한 음주와 성생활로 인해 철종은 결국 폐결핵에 걸리게 되고, 그래도 절제하지 않고 주색을 계속했기에 죽음을 재촉한 것이다.

잦은 성생활로 인해 정액을 도가 넘치게 내보내면 '방로상(房勞傷)'

이 오게 된다. 방로상은 신장의 정기가 부족해져 성교를 하지 않고도 정액을 저절로 흘리게 되고 밤에 잘 때 식은땀을 흘리며 목이 마르고 허리가 아픈 등의 증상이 나타난다. 심해지면 머리가 어지럽고 정신이 맑지 않으며 귀에서 소리가 나고 가슴이 뛰며 뼛속까지 열이 달아오르고 몸이 마르는 음허화동(陰虛火動) 상태가 되는데, 폐결핵도 여기에 속한다. 또 일을 하면 견디기 힘들며 성교를 하면 땀을 크게 흘리고 다리가 약해서 오래 걷기 힘든 증상이 나타난다. 내분비 기능이 실조되고 면역기능이 떨어져 각종 병증이 출현하고 조로(早老) 현상이 가속화된다. 그러니 수명을 단축하는 것도 당연한 일이다. 이런 모든 증상은 철종이 말년에 보인 상태와 정확히 부합한다.

주색이 과하면 후사가 부실하다

철종은 왕비를 비롯하여 일곱 명의 후궁으로부터 왕자 다섯 명과 옹주 한 명을 낳았다. 그러나 왕자들은 모두 어린 나이에 죽고 겨우 영혜옹주 하나만 살아남았는데, 그 역시 어려서부터 몹시 허약했다. 영혜옹주는 열네 살에 갑신정변의 주역이 되는 금릉위 박영효에게 시집을 갔지만 시름시름 앓다가 불과 석 달 만에 세상을 뜨고 말았다. 철종 당시 궁중에는 왕이 허약해서 후사를 얻지 못한다는 소문이 돌았는데, 주색이 과도한 것이 중요한 원인으로 작용했을 것으로 보고 있다.

연산군이 조선 팔도에서
찾은 정력제

　정력제나 최음제를 많이 쓴 사람으로는 단연 연산군을 손꼽을 만하다. 연산군이 정력제나 최음제를 그토록 많이 복용했던 이유는 무엇일까? 연산군은 평생의 소원이 1만 명의 미녀와 합방을 즐기는 일이었다는 얘기가 있다. 그래서 채홍사(採紅使) 혹은 채청사(採靑使)라는 관리를 두어 전국 방방곡곡을 돌아다니면서 미녀를 뽑아오는 임무를 맡겼다. 민간의 처녀건 남의 아내나 첩이건 과부이건 기생, 종, 의녀, 무당, 여승이건 간에 인물이 반반한 여자는 닥치는 대로 데려왔다고 한다.

　수많은 여인들과 매일같이 여러 차례 성교를 하다 보니 아무리 정력이 강하다고 한들 힘이 부칠 수밖에 없었고, 게다가 왕이 된 후로 매일같이 술자리를 마련하여 술을 마셨으니 성기능이 유지되기 어려웠을 것으로 여겨진다. 그래서 양기를 북돋우어 준다고 알려진 약은 닥치는 대로 먹어댔던 것이다.

정력제 구하는 데 온 백성을 동원한 연산군

『조선왕조실록』의 연산군일기에 전교하기를, "각사의 노복 가운데 어리고 총명한 자를 골라 궐문 밖에서 번을 나누어 교대로 근무시키되, 이름은 '회동습역소(會童習役所)'라 하고, 이전(吏典)으로 통솔하게 하되 이름은 '훈동관(訓童官)'이라 하여, 잠자리, 베짱이, 귀뚜라미 등 곤충을 잡아 바치게 하라" 하였다고 나와 있다. 이런 것들을 먹으면 정력이 강해진다고 권했던 어의들의 말을 들었기 때문인데, 그 때문에 거리에는 광주리를 든 노비나 아이들이 넘쳐났다고 한다. 아이들은 메뚜기, 여치, 두꺼비, 뱀 등도 잡아왔다.

잠자리, 베짱이, 메뚜기는 정말로 정력제일까

잠자리는 양기를 강하게 하고 음경을 따뜻하게 하며 정액이 저절로 흐르는 유정증(遺精證)을 그치게 하는 효능이 있는 것으로 전해진다. 잠자리는 교미 시간이 길고 교미한 채로 하늘을 날아다니기 때문에 정력제로 쓰이는데, 잡아서 말린 뒤에 날개와 발을 떼고 볶아서 약으로 사용했다. 푸른색이고 눈이 큰 것이 좋은데, 일설에는 고추잠자리가 더욱 좋다고 한다.

베짱이는 양위(陽痿), 즉 발기부전을 치료하고 정(精)을 보충하며 성욕을 강해지게 하고 아기를 낳게 한다고 했다. 즉, 양기를 도와주고 뒷다리가 강하여 팔딱팔딱 잘 뛰기에 정력제로도 효과가 있다. 메뚜기는 민간에서 소아의 경기와 백일해, 기관지 천식 등의 치료에 활용되어 왔다. 성질이 따뜻하기 때문에 위장을 데워주고 비장을 건실하게 하므로 소화를 돕고 입맛을 좋게 하는 효능이 있다. 뒷다리가 발달하여 잘 뛰기 때문에 정력에도 도움이 될 것으로 기대할 수 있다. 그런데 회색이면서 작은 것은 약으로 쓰지 않고 크고 청색이나 황색인 것을 약으로 쓰는데, 독성이 있기 때문에 먹을 때는 반드시 기름에 튀겨 먹어야 해가 없다.

연산군이 선택한 최고의 정력제는 노루 생식기

연산군이 가장 즐겼던 정력제는 노루의 생식기다. 노루는 사슴과에 속하여 사슴과 비슷한데, 사슴의 생식기는 '녹편(鹿鞭)' 혹은 '녹신(鹿腎)'이라고 한다. 녹편은 한의학에서 원기의 근본이자 성기능을 총괄하는 신장을 보충하고 양기를 강하게 하며 정기를 돕는 효능을 가지고 있어 발기부전에 효과가 크다. 또한 신장이 허약하여 허리가 아픈 신허요통(腎虛腰痛), 귀가 잘 들리지 않는 신허이롱(腎虛耳聾), 귀에서 소리가 나는 신허이명(腎虛耳鳴) 그리고 여성의 자궁이 냉하여 생긴 불임증 등의 치료에 활용되고 있다. 물론 사슴의 뿔인 '녹용(鹿茸)'도 훌륭한 보약이자 탁월한 정력제가 된다.

그밖에도 날고기를 좋아해서 백마고기 육회를 즐겨 먹었고, 백마의 생식기에 생강, 대추를 넣고 푹 고은 것을 먹었다고 한다. 또한 토종 잉어는 물론이고 민물장어와 마늘을 고아 먹었다. 또 특별한 '용봉탕(龍鳳湯)'을 먹었는데, 땅강아지, 지렁이, 파리 유충을 먹여 키운 토종 오골계와 잉어에다 오래 묵은 연밥인 석련, 황기를 함께 넣어 푹 고은 것이다. 그리고 홍어, 가오리, 광어 등도 먹었는데, 이들은 끈적끈적한 성질을 갖고 있어서 민물 장어와 마찬가지로 정력제로 손색이 없다.

최음제와 과도한 성교가 몸에 미치는 영향

연산군은 31세에 왕위에서 쫓겨나 유배되었다가 두 달 만에 사망하고 말았는데, 쫓겨나지 않았더라도 그리 오래 살기는 어려웠을 것이다. 최음제의 남용으로 성교가 과도해 정기가 손상되었기 때문이다. 『석실비록』에 의하면 춘약(春藥 최음제)을 즐기는 사람은 머리에 창(瘡)이 생기고 머리가 산처럼 무겁고, 다음 날에는 몸이 청자색으로 변하고, 3일째는 푸른색이 상체로 올라와서 죽게 된다고 했다. 이것은 독기가 심장을 공격하기 때문이라고 했다. 열성이 아주 강한 춘약은 건조한 성질이 극에 달하므로 몸속의 진액을 말려버려 열기가 상부로 올라오므로 생겨나는 증상이다.

『천금방』에는 "특히 나이 어린 사람과 노인은 더욱더 육체적인 욕망에 빠져서는 안 된다. 나이가 마흔 살도 되지 않은 사람이 방중(房中)의 약을 복용하면 빨리 병에 걸리니 매우 신중하라. 그들은 탐욕스런 마음이 그치지 않는데다 약으로 힘을 두 배나 키워 방사를 일삼기 때문에 반년도 되지 않아 정수가 고갈되어 죽음에 가까이 다가서게 된다"고 했다.

『단계심법』의 '색욕잠'에는 "암둔한 사람은 정욕이 통하는 대로 성생활을 하고서도 욕심을 더 채워보려고 성질이 건조하고 독이 있는 약을 보약으로 자주 먹는다. 혈기가 얼마나 되기에 스스로 아끼지 않을 수 있겠는가. 음양 관계에서 생긴 몸이 음양 관계에 의해서 해를 보게 된다"고 했다. 여기서 음양 관계란 남녀관계를 말한다. 성생활은 너무 부족하지도 과도하지도 않은 선에서, 체력에 맞게 하는 것이 가장 좋다.

홍국영과 연산군, 고려 충혜왕은 탈영실정으로 요절

　조선시대 최초의 세도정치가였던 홍국영은 25세에 과거에 급제하여 벼슬길에 나섰는데, 정조대왕 세손 시절에 세자시강원에서 경사(經史)와 도의(道義)를 가르치는 설서로 있으면서 큰 신임을 얻었다. 그는 정조가 노론 벽파의 집중 견제와 암살 위기에서 벗어나 왕위에 오르는 데 결정적인 역할을 했다.

　정조대왕은 왕위에 오르면서 홍국영에게 자신을 경호하는 숙위대장과 금위대장에다 군권을 쥐는 훈련대장, 그리고 왕명을 출납하는 도승지를 겸직시켰다. 그러니 국정의 모든 사안은 홍국영을 거치지 않으면 왕에게 보고되지 않을 정도였고, 3정승도 홍국영에게는 꼼짝하지 못했다고 한다. 그때가 겨우 29세였다.

　홍국영은 권력 독점을 유지하기 위해 자신의 누이동생을 정조의 후궁으로 들여보냈는데, 다음 해에 죽고 말았다. 홍국영은 그것이 왕비의 탓이라고 여겨 왕비를 시해하려고 독이 든 음식을 보냈다. 왕후

시해 미수사건과 수많은 비리로 집중적인 탄핵을 받은 홍국영은 모든 가산을 몰수당하고 시골로 내쫓기는 전리방축(田里放逐)을 당하게 된다. 참수형에 처해 마땅한 죄이지만 정조가 세손 시절에 죽을 뻔한 위기를 여러 번 구해 주었던 터라 정조 스스로 "내가 임금이 되면 그대가 군사를 거느리고 대궐을 침범하는 일 이외에는 용서해 주겠노라"고 약조한 일이 있었기에 그나마 목숨을 건진 것이다. 결국 날아가는 새도 떨어뜨린다든 홍국영의 막강한 세도는 3년 만에 끝이 나고 말았다.

정신적 충격과 갈등 때문에 나타나는 탈영

홍국영은 마음을 잡지 못하고 방황하다가 강릉으로 내려가 권토중래를 꿈꿨지만 치밀어 오르는 울화를 삭여내지 못하고 마침내 병들어 죽게 된다. 이때가 권좌에서 축출된 지 불과 1년여 만이고, 그의 나이는 34세였다.

『동의보감』에 '탈영(脫營)'이라는 병증이 나온다. 영(營)은 한의학에서 우리 몸을 구성하는 가장 귀한 물질이다. 흔히 피와 함께 영혈(營血)이라고 하여 우리 몸을 순환하는 기(氣)에 상대되는 혈(血)을 포괄하는 것이다. 탈영은 말 그대로 영이 빠져나간 것인데, 홍국영은 귀한 신분에 있다가 갑자기 지위를 잃게 되면서 탈영이 된 것이다.

이처럼 탈영은 나쁜 기운이 밖에서 침범한 것이 아니고, 실망과 회한 등 정신적 충격과 갈등이 원인이 되어 마음속에서 생겨난 병증이다. 즉, 실의와 좌절로 자기의 뜻을 펴지 못하고 정신적으로 억울(抑鬱)되어 있으며 근심과 걱정, 비탄과 회한 등이 그치지 않으면 나타나게 된다.

건장한 청년을 죽음으로 몰아가는 탈영의 무서운 증상

탈영은 기력과 정력이 모두 약해진 상태이므로 생기가 없고 매사에 의욕을 잃어 심한 피로감과 권태감이 나타나게 된다. 식욕도 부진하여 적게 먹고 자주 식사를 거르므로 자연히 몸이 수척해진다. 병이 오래 가면 더욱 기력이 쇠약해져서 초췌해지고 오한을 자주 느끼며 때로 놀라고 불안해한다. 그리고 비록 외사(外邪 열기, 한기, 습기 등 밖으로부터 들어오는 나쁜 기운)에 감촉되지 않았다 하더라도 혈맥이 잘 통하지 않으므로 사지가 무력하거나 굽혔다 폈다 하는 데 불편함을 느끼기도 한다.

이쯤 되면 살아도 제대로 살아가는 상태가 아니고 백약이 무효다. 이렇게 면역기능과 항병력이 떨어지면 온갖 질병이 생겨 오래 가지 못하고 죽게 되는 것이다.

세상에 무서울 것이 없던 홍국영을 1년 만에 죽음으로 몰아넣은 것은 마음의 병이었다. 정신적 충격과 절망감은 아무런 외부적 자극이 없어도 순식간에 사람을 망가뜨릴 만큼 위력적이라는 것을 보여주는 좋은 예라 하겠다. 결국 사람은 분에 넘치는 욕심을 부려서는 안 되고, 마음을 잘 다스려야 병이 생기지 않는 법이다.

갑작스런 파산이나 실직 때문에 발병하는 실정

탈영과 비슷한 병으로 '실정(失精)'이 있다. 실정이란 우리 몸에서 가장 중요한 물질인 '정(精)'을 잃어버린다는 의미인데, 재력이 풍족하던 사람이 재산을 탕진하든가 졸지에 손재를 당하고 가난해져서 생기는 것이다.

『동의보감』에는 '탈영실정'으로 함께 나온다. 탈영은 권세가 높은 벼슬을 하던 사람이 권세를 박탈당했을 때 오는 우울증이고, 실정은 부자가 갑자기 망하여 재물을 잃었을 때 비관해서 생긴 마음병으로 보면 되겠다. 그래서 좌절에 빠져서 음식 맛도 없고 기운이 없으며 자꾸 드러누우려고만 하고 외출하기도 싫으며 남과 대화하기도 귀찮아하게 된다.

요즘으로 보면 사업을 하다가 실패하거나 주식투자에서 실패하여 전 재산을 하루아침에 날려버린 경우에 생길 수 있다. 그밖에도 회사에서 한창 일할 나이인 40대, 50대에 회사가 파산하거나 조기퇴직, 명예퇴직 등으로 실직하게 된 경우도 포함될 수 있다. 그런 경우에 상실감과 허무함이란 말로 표현할 수 없다. 그 때문에 비관하다가 끝내는 지병을 얻어 드러눕거나 아니면 1~2년 사이에 부쩍 늙어 버리는 경우도 많다. 실제로 조기퇴직이나 명예퇴직을 한 사람 중에는 남성 갱년기장애 증상이 심하게 나타나는 사람이 적지 않다.

연산군의 요절은 과도한 성생활과 음주로 인한 실정 때문

연산군은 한창 때인 31세에 반정을 당하여 왕위에서 쫓겨나 강화도에 딸린 교동도에 유배되었다. 왕의 신분에 있던 사람이 갑자기 궁궐에서 쫓겨나 외딴 섬의 허름한 집에서 허접한 음식을 먹으며 지내게 된 데다 탱자나무나 가시 울타리가 집 주변에 둘러쳐져 있어 거주를 제한하고 외인의 출입을 금하는 위리안치(圍籬安置) 상태였다.

과도한 성생활과 음주로 이미 몸이 망가진 데다 밖으로 나갈 수도 없는 비참한 신세가 된 연산군은 울화가 치밀어 중병이 올 수밖에 없었다. 그러다 폐세자가 된 아들이 사약을 마시고 죽었다는 소식을 듣고는 앓아누워 식음을 전폐하더니 역질(疫疾 전염병)에 걸리고 만다. 연산군은 몹시 괴로워하며 물도 마시지 못하고 눈도 뜨지 못하다가 유배된 지 두 달 만에 운명하고 말았다.

연산군을 능가하는 고려 충혜왕의 문란한 생활

고려의 제28대 왕인 충혜왕도 연산군의 사례와 비슷하다. 그는 세자 시절인 14세에 원나라에 볼모로 갔는데, 불량배들과 어울려 여인을 겁탈하는 등 몹쓸 짓을 일삼았다고 한다. 그러다 불과 16세에 아버지인 충숙왕으로부터 전위를 받고 귀국해서 왕위에 올랐다. 본성이 호협방탕(豪俠放蕩)한지라 주색과 사냥을 일삼고 정사를 돌보지 않으며 후궁만도 100여 명에 이를 정도였다. 그래서 2년 만에 원나라에 국새를 빼앗기고 부왕 충숙왕에게 양위한 뒤 다시 원나라로 불려갔다.

그로부터 7년 뒤에 충숙왕이 승하하자 다시 왕으로 복위했는데, 다시 왕이 되어서도 방탕함은 여전해서 부왕의 왕비였던 경화공주와 후궁이었던 수빈 권씨를 욕보이는 등 미녀가 있으면 귀천을 가리지 않고 농락했다. 경화공주 사건으로 원나라에 가서 형부에 투옥되어 심사받다가 가까스로 석방되어 귀국했지만 달라지지 않았다. 사무역으로 재물을 모으고 무리한 세금을 강제로 징수해 유흥에 탕진하고, 백성들의 토지와 노비를 약탈하는 등 실정이 끊이지 않았다.

결국 그의 횡포가 원나라에 알려져 또다시 왕위에서 쫓겨나 원나라로 끌려가 귀양을 가는 도중에 죽고 말았다. 그의 나이 불과 30세였다. 성생활이 과도하여 정을 허비하였으니 이미 정혈이 쇠약해진 상태였고, 왕위에서 쫓겨나 탈영의 병까지 얻게 되었으니 요절할 수밖에 없었던 것이다.

충혜왕은 왕위를 보존하고 있었어도 오래 살기는 어려웠을 것이다. 유씨 성을 가진 어의가 '일백 처녀 회춘론'을 진언한 것이다. 백일 동안 매일 밤 어린 숫처녀와 잠자리를 하면 만수무강하게 된다는 것이다. 충혜왕으로서는 듣던 중 반가운 이야기였으니 그로부터 백일 동안 환락의 밤으로 빠져들었고 말았다. 유씨는 전국을 돌며 어린 처녀를 물색해 매일 왕의 방으로 들여보냈고, 거기에다 각종 최음제와 원기회복을 위한 처방도 함께 올렸다. 백일 후 어떻게 되었을까? 회춘을 기대한 충혜왕의 얼굴은 핏기가 간 데 없고 골육은 쇠잔해졌으며 코피를 쏟으며 시름시름 앓기 시작했다.

탈영실정의 치료약은 모든 것을 내려놓는 마음

여러 가지 면에서 연산군과 비슷했지만 광해군의 행보는 좀 달랐다. 광해군은 인조반정으로 폐위되었지만 18년이나 더 살아서 67세에 운명했다. 시중들고 경호하는 사람들로부터 모욕과 멸시를 당하면서도 광해군은 초연한 자세로 유배 생활에 적응해서 살아갔다고 한다.

『동의보감』에 탈영실정에 대한 한약 처방이 있다. 그러나 탈영과 실정은 권력이나 큰 재물을 가졌다가 그것을 잃어버리면서 생긴 마음의 병이므로 약의 효과가 크지는 않을 것 같다. 마음을 잘 다스리고 도전의식으로 살아가거나 종교에 귀의하는 것이 오히려 도움이 될 수 있다. 더불어 평소에 권력에 집착하지 않고 자신의 재물로 어려운 사람들을 도와주는 적선의 자세를 가지는 것이 좋다.

조선 내시들에 대해
궁금한 몇 가지

  2012년 이루어진 '내시 장수 연구'에 따르면 조선시대 내시(환관)들이 양반 남성들보다 평균 14년 이상 오래 살았으며, 100세 이상 장수한 경우도 있다고 한다. 이 논문은 내시들의 장수 비결을 '거세'로 인해 남성호르몬 분비가 억제된 때문으로 추정하고 있다. 더불어 모든 포유류에서 공통적으로 남성의 수명이 여성에 비해 약 10% 짧은 이유도 남성호르몬 때문일 가능성이 크다고 밝혔다. 남성호르몬이 심장질환 발생 위험을 높이고 면역 기능을 약화시키는 등 수명 단축을 유발하기 때문이라는 얘기다.

남성호르몬이 남자들을 죽이는 걸까?

  이 연구는 조선시대 내시 족보인 '양세계보(養世系譜)'에 나온 777명 중에 출생과 사망일을 알 수 있는 81명의 내시와 양반 족보에 오른 남성 2,589명의 수명을 조사한 것인데, 양반 남성의 평균수명은 가장 짧은 집안이 51세, 가장 긴 집안이 56세였던 반면 내시는 70세였다. 내시 중 최장수는 109세였고 101세 1명, 100세 1명으로 100세를 넘긴 사람이 모두 3명이었으며 90~99세가 3명, 80~89세가 6명이었다.

반면 양반 남성 중 최장수는 100세였고 98세가 2명이었다. 조선 왕들의 평균 수명이 47세인 것과 비교하면 생몰년도가 밝혀진 내시들은 상당히 장수했다는 것을 알 수 있다.

사실 이 연구는 표본 구성 자체에 문제가 있다. 양반 남성의 표본은 2,000명이 넘는 반면 내시의 표본은 불과 81명밖에 되지 않는다. 그리고 내시 족보에 나온 777명 중 생몰 연도가 명기되지 않아 표본에서 제외된 696명의 수명은 확인이 불가하기 때문에 수명 비교 자료로는 적절치 않은 것으로 여겨진다.

하지만 남성호르몬이 수명에 영향을 미친다는 연구는 이 외에도 있다. 1969년에 미국 뉴욕주립대 제임스 해밀턴 교수와 고든 메슬러 교수는 거세된 영국, 독일, 아일랜드 혈통의 백인 남성들이 평범한 남성들보다 약 13년 더 오래 살았다는 연구결과를 발표했다. 정신병원에서 거세당한 정신지체자, 정신박약자들을 대상으로 한 연구 결과다. 1900년대 유럽에서는 사회적 약자에 대한 거세가 빈번하게 일어나고 있었다고 한다. 거세되지 않은 남성 집단의 평균 수명은 약 56세였고, 거세된 남성 집단의 평균 수명은 약 69세였다.

거세된 남성에게 나타나는 신체 변화

내시는 일반 남성에 비해 외모, 피부, 음성, 성격, 생활습관 등 여러 면에서 차이가 많다. 우선 거세(去勢)를 하면 수염이 나지 않는다. 남성호르몬인 안드로겐이 분비되지 않고 여성호르몬이 조금 더 분비되기 때문이다. 어린 나이에 거세 시술을 받은 내시는 수염이 아예 나지 않고, 이미 수염이 난 성년이 되어 거세 시술을 하면 3개월 이내에 수염이 다 빠져버린다고 한다. 또한 피부는 피하지방이 발달하여 여성처럼 곱고 윤기가 흐르는 부드러운 살결로 변한다.

남성다운 목소리를 상실하는 것도 두드러진 변화다. 소년기에 거세한 경우는 어린 소녀의 가냘픈 음성처럼 되고, 사춘기 이후에 거세한 경우는 찌를 듯이 가늘고 톤이 높아져서 마치 목이 많이 쉰 사람이 억지로 소리를 낼 때 나오는 음성과 비슷해진다고 한다. 여성의 성악활동이 규제되었던 중세 이탈리아에서는 여성 음역을 소화해내는 남성 성악가인 카스트라토를 구하기 위해 많은 소년들을 거세시켰다고 한다.

또 거세하면 비만해지는 경우가 많다. 남성호르몬이 생성되지 않으니 그 원료가 되는 지방이나 콜레스테롤이 축적되는데다 성생활로 인한 칼로리 소모가 없는 탓이다. 그것은 거세시킨 동물을 보면 잘 알 수 있다. 돼지를 비롯한 가축도 살을 찌우기 위해 일부러 거세시키는데, 수컷은 불알을, 암컷은 난소를 없앤다고 한다. 또한 인간과 달리 동물은 발정기가 있기에 욕정이 발동하면 사나워져 말을 잘 들지 않는다. 그래서 암컷에 대한 욕정을 없애서 성질을 부드럽게 만들어 길들이기 위해 거세하기도 한다. 실제로 말도 거세된 말이 덩치가 크고 튼튼하면서 온순하며 훨씬 잘 달린다고 한다.

그렇다면 내시는 어떻게 대를 이었을까? 『경국대전』에 의하면 3세 이전의 고자 아이를 데려오는 것을 허락하고 있는데, 많은 경우 한 집에 4, 5명에 이르렀다고 기록되어 있다. 내시도 은퇴 후에는 부인을 맞아들이고 양자도 얻고 해서 외형적으로는 일반 사람과 다를 바 없는 생활 모습을 갖추고 살았던 것이다. 그러나 음양의 화합이 이루어지지 않았으니 진정한 삶의 질을 누릴 수는 없었다.

궁중에서 섹스 스캔들을 일으킨 내시

내시를 거세하는 이유는 궁궐 내에서 내시와 궁녀 혹은 내명부의 여인들을 보호하기 위한 성문란 억제책이었다. 그런데 조선 개국 초인 태조 임금 때 스캔들이 터졌다. 태조의 여덟째 아들인 방석(芳碩)이 11세에 세자로 책봉되고 세자빈으로 유씨가 들어왔는데, 나이가 세자보다 한 살 많았다. 그런데 유씨는 일찍 성생활에 눈을 떴으나 세자는 아직 모르고 있었기에, 외로운 밤을 보내느라 힘들어 하던 유씨는 내시 이만을 알게 되어 간통하다가 발각되었다.

태조는 두 사람의 불륜을 확인하고는 곧바로 이만을 궁문 밖에서 목을 베게 하였고, 유씨를 친정으로 내쫓아버렸다. 당시 도성에서는 유씨와 이만의 불륜 행각이 커다란 스캔들로 유포되었는데, 이런 사실을 뒤늦게 알게 된 대간들이 사건의 자세한 내막을 알려달라고 청하자 태조는 그들 모두를 하옥하거나 귀양을 보내버렸다.

남성 구실을 할 수 없는 내시가 어떻게 불륜을 저지를 수 있었을까? 중국의 내시는 고환과 음경을 모두 절제하여 성생활이 전혀 불가능했지만 조선의 내시는 고환만 제거하였기에 성욕이 있으면서 성생활이 가능한 경우도 있었다. 물론 소년기 이후에 시술받은 경우다. 그래서 내시와 궁녀들의 섹스 스캔들이 심심찮게 벌어지곤 했던 것이다.

왕조실록의 연산군 일기에도 왕이 전의감의 관원을 시켜 내시 이경과 석극산의 음근(陰根)을 조사하여 보고하라고 지시하였다는 구절이 나온다. 내시 서득관이 누에를 치는 잠실(蠶室)을 감독하다가 잠모(蠶母)와 간통한 일이 적발되어 처벌한 적이 있었는데, 이 때문에 비슷한 혐의로 의심을 받고 있던 내시들을 조사하게 한 것이다.

남성호르몬 불균형이 남성 갱년기장애 초래

내시들의 건강상태는 어땠을까? 젊을 때는 꽤 좋은 편이었다. 혈색과 기골이 당당하여 힘도 세고 무예도 뛰어나며 힘든 일도 잘 했다. 그래서 왕을 가까운 거리에서 모시며 목숨 바쳐 호위하는 역할도 수행할 수 있었던 것이다. 그런데 늙으면 달랐다. 내시들은 근본적으로 세상에 대하여 큰 열등감과 수치심을 갖고 있었는데, 바로 '성불구자'라는 것 때문이다. 그래서 내시들은 여가시간에는 도박을 즐겼다. 도박과 아편, 술을 즐기는 것이 그들의 낙이었다고 한다.

그런 탓인지 나이가 들면 살이 빠지고 급격히 주름이 생겨 쭈글쭈글해진다고 하는데, 나이가 40만 되어도 60 이상 된 노인의 모습으로 보였다고 한다. 그래서 나이 든 내시의 모습과 행동은 반인반귀(半人半鬼), 즉 사람도 아니고 귀신이 아닌 무어라 말하기 애매한 혐오감을 주었다고 한다.

내시들이 나이가 들면서 급격하게 늙게 되는 큰 원인이 따로 있다. 남성으로 태어났으나 인위적으로 고환을 잘라내서 남성호르몬 분비에 불균형이 왔기 때문이다. 그래서 만년에는 건강 상태가 좋지 못한 경우가 많은 것으로 여겨진다.

그리고 성호르몬은 성기능에만 관여하는 것이 아니고 우리 몸에서 하는 역할이 많다. 남성호르몬의 조절은 시상하부-뇌하수체-성선 축에서 이루어지는데, 근육, 골격, 관절, 뇌, 심장, 간, 전립선 그리고 신진대사와 정신 등 머리끝부터 발끝까지 모두 영향을 미친다. 그래서 남성호르몬이 부족하면 손상이나 질병으로부터 회복이 지연될 뿐만 아니라 신체 활동 저하, 체중 증가, 식욕 저하, 수면장애, 근력 저하 등이 유발된다. 40대 중반 이후에 남성호르몬이 부족해지면 뇌와 심장에 이상이 나타날 수 있고, 남성 갱년기장애의 여러 증상들이 나타나며 노화도 촉진된다.

남성호르몬이 수명에 미치는 영향

국내외에서 진행된 각종 동물실험에서 공통적으로 거세를 통해 수명이 연장되는 현상이 관찰되었다. 평균 수명이 24개월인 쥐를 거세하면 3개월가량 수명이 늘어났고, 평균 수명이 12~15년인 애완용 고양이는 1~3년 정도 연장되었다. 또한 애완견을 거세시킨 경우에도 수명이 길어졌다는 연구 결과도 있다. 그러나 이러한 수명의 연장이 단순히 거세에 따른 남성호르몬 차단이 원인인지는 아직 밝혀지지 않았다.

사람을 대상으로 한 임상 연구에서는 오히려 남성호르몬이 부족하면 수명이 단축된다는 결과가 나왔다. 미국 캘리포니아 대학의 연구에서는 50세 이상 중년 남성 800명을 조사했더니 남성호르몬이 부족한 쪽의 수명이 33%나 짧았다. 또 워싱턴 대학의 연구에서는 40세 이상 남성에서 남성호르몬이 낮은 쪽의 사망률이 88%나 증가된 것으로 나타났다.

더 흥미로운 것은 하버드 대학 연구 결과인데, 원래 남성보다 여성의 수명이 더 긴 것이 사실이지만 단순 호르몬 차이가 아니라 더 근원적인 성염색체와 관련된 유전적 요소나 남녀의 성향 차이에 따른 생활 습관의 위험도와 관련된다고 한다. 만약 남성호르몬이 수명 연장에 정말 바람직하지 않은 물질이라면 남성호르몬이 줄어든 갱년기 이후엔 남녀의 사망률 차이가 줄어야 하지만, 그렇지 않다는 것이다.

남성호르몬 만들어주는 건강식품

남성호르몬과 관계있는 미네랄은 아연, 셀레늄이다. 아연은 남성호르몬을 여성호르몬으로 변환시키는 아로마테이즈라는 효소를 억제하여 남성호르몬이 원활하게 분비되는 것을 돕는데, 아연이 많은 음식으로는 굴, 장어, 게, 새우, 콩, 참깨, 호박씨, 견과류 등이 있다. 셀레늄은 남성호르몬 생성과 관련이 있는데, 다량 함유하고 있는 식품은 고등어와 같은 등푸른생선, 조개, 굴, 마늘, 양파, 깨, 버섯, 콩, 견과류 등이 있다.

그밖에도 비타민 B6가 함유된 육류, 달걀, 우유, 견과류, 시금치, 비타민 D가 함유된 연어, 고등어, 참치, 우유, 비타민 E가 함유된 견과류, 참깨, 씨눈, 달걀, 시금치 등이 있다. 그리고 달걀노른자, 두부, 부추, 토마토, 복분자, 오디 등이 좋은데, 반드시 육류를 적당량 먹어야 한다. 해로운 음식으로는 포화지방산, 카페인, 알코올, 니코틴 등이 있다.

남성호르몬을 감소시키는 요인으로는 흡연, 음주, 스트레스, 기아, 비만 그리고 당뇨병, 고혈압, 심장혈관질환 등의 만성질병을 들 수 있다. 또 항우울제, 위장약, 이뇨제, 스테로이드 등의 약물을 복용하는 것도 남성호르몬을 감소시킨다. 그리고 남성호르몬이 과도하게 많아도 좋지 않다. 여드름, 초조, 두통, 과민성, 전립선비대, 요폐(방광에 오줌이 괴어 있지만 배뇨하지 못하는 상태), 유방비대, 성기위축, 성욕감퇴, 발기부전 그리고 암 등이 유발될 수 있다.

장수한 일부 내시들의 양생법

내시처럼 성인기 이전에 거세를 통해 남성호르몬이 차단되어 중성화된다면 수명이 연장될 가능성도 있다. 물론 건강관리에 각별히 주의를 기울여야만 가능성이 있는 일이다. 또한 그렇게 해서 수명을 늘리려면 제2차 성징 전후 남성호르몬의 활성화가 진행되지 않아야 하므로 정상적인 성인 남성으로서의 성생활이나 임신 등은 포기해야 한다. 단지 오래 살기 위해 남성으로서의 권리를 포기할 수는 없는 노릇이다.

그리고 중년 남성에서는 남성호르몬을 줄인다고 수명이 연장되기는 어려울 것 같다. 중년기에 남성호르몬이 부족할 경우 성기능이나 신진대사에 문제가 생길 뿐만 아니라 남성 갱년기장애, 각종 성인병, 대사 증후군과 연계되며 다양한 신체 질환 및 스트레스와 연결된다. 내시에 대한 연구에 의하면 대체로 평균 19세에 거세한 것으로 확인되었다. 남성호르몬이 강하게 노출되는 제2차 성징 및 사춘기 직후에 해당되는 시기로, 일반 남성에 비해 애초에 남성호르몬에 대한 노출이 적었던 까닭에 남성호르몬의 영향을 덜 받았다는 것이다. 그래서 일부 내시의 장수와 남성호르몬 억제와의 연관성은 확실치 않다.

오히려 그들의 양생법을 눈여겨볼 만하다. 왕을 모시는 내시들의 계급 명칭에는 음식에 관한 용어가 붙어 있다. 내시 중에 가장 높은 벼슬은 종2품 상선(尙膳)인데, 선(膳)은 반찬, 음식을 뜻한다. 그 아래 정3품 당상관 상온(尙醞)의 온(醞)은 술, 정3품 당하관 상다(尙茶)의 다

(茶)는 차, 그리고 종3품 상약(尙藥)의 약(藥)은 복용하는 약이다. 이처럼 내시의 품계를 음식, 술, 차, 약의 순으로 정해 놓았던 것을 보면 내시들이 음식과 약에 대한 공부를 상당히 한 한의학 전문가였다는 것을 짐작할 수 있다.

그러니 벼슬에서 물러나 복잡한 궁중생활에서 벗어나서 자유롭게 살며 양생법(養生法)을 철저하게 지키고 수시로 한약을 복용하면서 남성호르몬에 불균형이 생긴 몸을 적절하게 조화시키고 균형을 맞추었다면 건강하게 장수할 수 있었을 것이다. 물론 든든한 재력이 뒷받침되었기에 가능한 일이었다.

부록

남성 원기 보충하고 활력 더해주는 한약과 약차

공진단 拱辰丹

경옥고 瓊玉膏

쌍화탕 雙和湯

제호탕 醍醐湯

생맥산 生脈散

구선왕도고 九仙王道糕

정력 강화에 도움 되는 특별한 제사음식

문어 文魚

홍어 洪魚

돔베기

공진단(拱辰丹)

공진단은 녹용(鹿茸), 사향(麝香), 당귀(當歸), 산수유(山茱萸)를 가루로 만들어 토종꿀로 반죽하여 만든 '단제'다. 한약은 달여서 복용하는 탕제(湯劑) 외에 가루로 된 산제(散劑) 그리고 환제(丸劑), 단제(丹劑), 고제(膏劑) 등의 다양한 제형이 있는데, 크기에 따라 명칭이 다르다. 녹두 혹은 오동나무 씨 크기로 만들어 한번에 20~30개씩 복용하는 것은 환(丸)이고, 구슬 크기로 만들어 한 번에 하나씩 복용하는 것은 단(丹)이나 원(元)이다.

공진단은 온갖 질병을 예방하는 으뜸의 약으로 쓰여 왔는데, 원기가 빠져나가는 것을 막아주고 보충해 주는 효능을 가지고 있기 때문이다. 중국 원나라 때의 명의 위역림(危亦林)이 만들어 황제에게 바친 보약으로 알려져 있다. 공진(拱辰)이란『논어』에서 공자가 덕스러운 정치를 설명하면서 "북극성을 뭇별이 에워싸고 도는 것과 같다"고 표현한 것인데, 우리 몸의 모든 기운의 중심이 되는 원기(元氣)를 떠받들어주고 북돋워주는 좋은 약이라는 뜻이다.

공진단에 들어가는 한약재의 효능은?

녹용은 혈액과 골수의 생성을 도와주고 뼈와 근육을 튼튼하게 해주며, 뇌세포의 활동을 왕성하게 해준다. 또 모든 허약증을 회복시켜주므로 허약체질의 사람이나 질병을 오래 앓아 쇠약해진 사람, 그리고 질병의 회복기에 좋은 보약이다. 그리고 과로로 인한 원기 부족과 만성 피로, 저혈압, 빈혈 등에 탁월한 효과를 나타낸다. 물론 면역기능을 강화시켜 주므로 질병에 대한 저항력이 커져 예방 효과도 뛰어나다. 녹용은 보양제로서 신장의 양기가 부족한 것을 보충해 주므로 추위를 많이 타고 손발이 냉하며 허리와 무릎이 시리고 대변이 묽거나 설사를 잘 하며 맑은 소변을 자주 보는 경우에 효과적이다. 남성의 발기부전이나 여성의 불감증에도 좋은데, 성호르몬의 생성을 많아지게 한다.

사향은 어디에서 나오는 약인가?

사향은 사향노루의 배꼽에 있는 향주머니에서 나오는 향기가 진한 분비물인데, 기를 잘 통하게 하여 신체의 모든 곳을 잘 소통시켜 준다. 그래서 막힌 곳을 잘 뚫어주는데, 뇌혈관이나 심장 혈관이 막힌 것을 뚫어주는 데 효과가 크기에 인사불성이 된 경우에 깨어나게 하는 구급약으로 쓰이는 것이다. 우황청심원에도 사향이 들어간다. 사향은 공진단에 들어가는 녹용을 비롯한 약재들을 온몸으로 보내는 작용을 나타낸다.

당귀와 산수유는 어떤 효과가 있나?

당귀는 대표적인 보혈제로서 혈을 보강해 주므로 혈이 부족해서 생기는 모든 질환에 반드시 쓰인다. 적혈구 생성을 촉진하여 피를 만드는 조혈작용, 혈소판 응집을 막아 혈액 응고를 방지하고 혈전을 녹여주는 작용 등이 있다. 산수유는 보신제로서 간장과 신장을 보강하여 근육과 뼈를 튼튼하게 하고 정액과 골수를 보충해준다. 그래서 허리와 무릎이 시리고 저리고 시큰거리는 경우, 귀에서 소리가 나거나 잘 들리지 않는 경우에 쓰이며, 정(精)이 새어나가거나 소변이 잦은 것을 막아주며 남성의 정력을 강하게 하는 작용도 있다.

공진단의 효능은?

『동의보감』에 이르기를 사람들이 장년기에 진기(眞氣)가 허약한 경우에 공진단을 쓰면 원기를 보충하여 신수(腎水)가 상승하고 심화(心火)가 하강하여 오장이 스스로 조화되고 온갖 병이 생기지 않는다고 했다. 또한 체질이 선천적으로 허약한 사람들이 공진단을 먹으면 원기를 굳게 하여 자연히 백병(百病)이 발생하지 않는다고 했다. 인체에서 아주 주요한 수승화강(水升火降), 즉 물기운을 올려주고 불기운은 내려주며 음양(陰陽)을 조화시켜준다는 것이다. 그래서 각종 성인병 예방 및 노화 억제 등의 효능을 나타내므로 기력 저하, 만성피로 증후군, 귀울림, 시력 저하, 골다공증, 간기능 저하, 숙취 등의 개선에 활용된다. 공복에 한 알씩 따뜻한 물과 함께 먹거나 씹어 먹으면 된다.

공진단은 달인 보약에 비해 어떤 장단점이 있나?

공진단은 환약이라 휴대가 간편하고 먹기 쉬운 장점이 있지만 탕약에 비해 효과가 느리다. 물약이 흡수가 빠르다. 그리고 탕약에 비해서는 소화 흡수에 힘이 더 드는 편이므로 큰 병을 앓은 뒤 아직 비위장의 기능이 완전히 회복되지 않은 경우에는 부담이 될 수 있다. 그러니 공진단은 어디가 안 좋을 때 먹는 약이나 허약한 몸을 빨리 보강해 주는 보약이라기보다는 서서히 원기를 충족시켜주고 피로를 회복시켜 모든 병을 예방하는 약이라고 할 수 있다. 물론 사향이 들어 있어 일반적인 단약, 환약, 고약에 비해서는 훨씬 효과가 빠르다.

공진단은 누구나 복용해도 좋은가?

공진단에 들어가는 재료가 모두 따뜻한 성질이므로 열이 아주 많거나 혹은 질병으로 열이 생긴 상태에서는 주의해야 한다. 특히 녹용은 몸에 열에너지를 넣어주기 때문에 열이 아주 많은 사람, 감기나 염증질환 등으로 인해 몸에 열이 있는 상태에서 복용하면 열이 더욱 높아지고 경우에 따라 뇌에 장애를 줄 수도 있다. 예를 들어 열성 경련, 즉 경기를 일으킬 수 있고, 뇌압이 올라갈 수 있으며 또한 뇌세포가 손상될 수도 있다. 코피가 잘 나는 아이들에게도 주의해야 한다. 그래서 감기나 염증을 비롯한 열성 질병에는 녹용을 비롯한 열을 넣어주는 보약을 쓰지 않는다. 열이 비교적 많은 사람의 경우에는 녹용을 주의해서 쓸 수 있는데, 차가운 성질의 한약재와 함께 쓴다.

경옥고(瓊玉膏)

　경옥고는 지황을 위주로 복령, 인삼, 꿀을 넣고 솥에 고아서 고약처럼 만들어 숟가락으로 떠먹는 약이다. 음기와 양기 중에 음기를 보충하고 폐를 윤택하게 하는 효능이 있다. 경옥(瓊玉)은 아름다운 구슬이란 뜻인데, 경옥고는 옛날 중국의 황제가 곤륜산(崑崙山 신선이 죽지 않고 살았다는 전설이 있음)에서 나는 백옥 같은 꿀을 항상 먹은 것처럼 그렇게 연년익수(延年益壽), 불사강정(不死强精)의 효능이 있는 약이다. 그래서 정(精)과 수(髓)를 보충하여 노화를 방지하고 질병을 예방하며 머리카락을 검게 하고 체력을 보강하므로 '익수영진고(益壽永眞膏)'라고도 불린다.

경옥고는 몸 상태가 어떤 경우에 복용하면 효과를 볼 수 있나?

　경옥고는 음기가 부족하여 양기가 솟구쳐서 열기가 위로 올라와서 폐의 기능이 약화되고 몸속의 물기를 마르게 하여 마른기침을 오래하고 목과 입이 건조하며 혹은 피가 뱉어 나오기도 하고 기운이 떨어지는 경우에 쓴다. 양기를 돕는 약이 아니라 음기를 돕는 대표적인 보약이다. 폐결핵의 치료에도 활용될 수 있다.

열이 오르는 경우에 쓰는 약인데 인삼이 들어가도 괜찮은가?

경옥고에 인삼이 들어가긴 하지만 24량(900g)이다. 반면 주된 약인 생지황은 16근(9,600g)이나 들어 가는데 찬 성질로서 피를 서늘하게 하고 열을 내리는 효능이 있다. 그리고 백복령이 48량(1,800g), 꿀도 10근(6,000g)이나 들어 있다. 그러니 전체 약 중에서 인삼의 비율은 얼마 되지 않는다.

경옥고의 주된 약인 지황은 어떤 효능이 있나?

지황(地黃)은 음기와 혈을 보충하는 대표적인 보약이다. 생지황은 찬 성질로서 피를 서늘하게 하고 열을 내리는 효능이 있다. 특히 혈이 위로 치솟는 것을 평정해 주므로 피를 토하거나 코피가 나거나 소변에 피가 섞여 나오는 것을 막아 주며, 여성의 자궁출혈과 월경불통에도 효과가 크다.

생지황을 쪄서 말린 것을 숙지황(熟地黃)이라고 하는데, 검은색으로 신장의 음기와 혈을 보강하는 효력이 크므로 사물탕을 비롯한 보약 처방에 많이 들어가는 약재다. 무와 상극으로서 흔히 한약을 복용할 때 생무를 먹지 말라고 한 것은 지황이 들어간 한약인 경우다.

복령은 어떤 약재인가?

복령(茯苓)은 소나무를 벌채하고 3~4년 내지 7~8년이 지나서 땅속의 소나무뿌리 주위에 기생하는 부정형의 균체 덩어리를 채취한 것이다. 줄기나 잎으로 가야 할 영양분이 뿌리로 내려가서 뭉치게 된 것으로, 오래된 소나무를 성장이 멈추는 늦가을이나 겨울철에 베어도 복령을 볼 수 있다. 흰색인 것은 백복령이고, 붉은 색이 나는 것은 적복령이다.

복령은 소변을 잘 나오게 하고 습기를 없애주는 효과가 커서 부종의 치료에 많이 쓰이고, 소변이 시원하게 나오지 않으면서 찌릿한 임증(淋證), 즉 요도염이나 방광염을 비롯한 비뇨기 염증의 치료에 좋다. 입맛을 돋우고 구역을 멈추게 하며, 혼백을 안정시키니 마음과 정신을 맑게 하는 효능도 있다.

경옥고를 먹는데 주의해야 하는 경우는?

소화 기능이 약하거나 설사를 잘 하는 사람에게는 적합하지 않고, 양기가 허약한 경우에도 맞지 않다. 경옥고를 복용할 때는 마늘, 파, 무 등을 함께 먹지 않는 것이 좋은데, 약효를 떨어뜨릴 수도 있기 때문이다. 경옥고가 좋은 보약임에는 틀림없으나 한의사의 진찰을 받아 체질이나 병증에 적합한 경우에만 복용해야 한다.

쌍화탕(雙和湯)

감기에 걸리거나 날씨가 추워지면 흔히 찾는 약차 중에 쌍화차가 있다. 쌍화차는 쌍화탕이란 처방으로 달인 차인데, 당연히 약효를 제대로 알고 마셔야 탈이 없다. 쌍화탕이 어떤 경우에 복용하는 약인지 알려면 우선 쌍화(雙和)의 의미를 알아야 한다. 쌍화탕의 '쌍'은 둘씩 짝을 이룬 것을 뜻하고, '화'는 조화를 의미한다. 그러니 두 가지를 조화시키는 탕인데, 여기서 둘이란 기(氣)와 혈(血), 그리고 음(陰)과 양(陽)을 가리킨다. 기와 혈은 우리 몸이 살아가는 데 필수적인 물질이고, 음과 양은 인간을 비롯한 우주 만물에서 가장 근원적인 것이다. 그러므로 쌍화탕은 기와 혈을 함께 보충하고 음과 양을 조화시켜 주는 처방이니 우리 몸의 균형을 잡아주는 역할을 한다고 할 수 있다. 또한 정신과 육체가 모두 피곤한 경우에도 좋다.

쌍화탕에는 어떤 약재가 들어가나?

쌍화탕은 백작약(白芍藥)을 위주로 숙지황(熟地黃), 황기(黃芪), 당귀(當歸), 천궁(川芎), 계피(桂皮), 감초(甘草) 그리고 생강과 대추로 구성되

어 있다. 이 가운데 당귀, 숙지황, 백작약, 천궁의 4가지는 대표적인
보혈제인 '사물탕(四物湯)'을 구성하는 약재로서 혈이 부족한 것을 보
충하는 보약이다. 여기에 황기, 계지(桂枝), 감초, 생강, 대추로 구성된
황기건중탕(黃芪建中湯)이 합방되는데, 비위장을 따뜻하게 하며 허약
한 것을 보충하고 복통을 낫게 하는 처방이다. 또한 몸이 허약하여 기
운이 없고 쉽게 피곤이 오며 저절로 땀을 많이 흘리는 경우에 쓴다.

작약은 보혈제로서 혈을 보충하며 간을 부드럽게 하고 근육을 풀
어주며 월경 이상, 출혈, 복통 등에 쓰인다. 황기는 삼계탕에 넣기도
하는 약재로, 기를 보강하고 찬 기운이 들어오지 못하게 방어하며 땀
이 나는 것을 막아 준다. 계피는 맵고 뜨거운 성질로서 몸속을 데워
주고 혈맥을 통하게 하는 효능이 있다.

쌍화탕은 어떤 병증을 치료하는 데 활용되나?

쌍화탕은 기와 혈이 모두 상하여 허약한 경우를 비롯하여 피로하
고 몸이 나른하며 가슴이 답답하고 어지럽거나, 입이 마르고 피부가
거칠어지며 대변이 시원하게 나오지 않는 등의 증상 등이 있을 때 활
용한다. 그밖에도 과로 후에 성관계를 하거나 성관계 후에 과로하여
기력이 떨어진 경우, 혹은 큰 병을 앓고 기력이 약해져서 저절로 땀
을 흘리는 '자한(自汗)'과 잠잘 때 땀을 흘리는 '도한(盜汗)'에도 쓰이
고, 몸이 야위고 입맛이 없는 경우에도 효과가 있다.

감기에 걸렸을 때 쌍화탕을 복용하면 효과가 있나?

쌍화탕은 대부분 따뜻한 성질의 약재로 구성되기에 감기에 걸려 열이 나는데 먹었다가는 오히려 열을 올릴 수 있다. 그러므로 감기에 걸렸을 때보다는 감기의 예방에 도움이 되는 약이라고 할 수 있는데, 질병에 대한 몸의 저항력을 높일 수 있다. 허약하여 감기에 자주 걸리며 잘 낫지 않는 사람들에게 효과적이다.

쌍화탕을 감기에 쓰려면 다른 한약재들을 추가해서 넣어야 한다. 그렇지만 감기에 걸리면 소화 기능이 떨어지는 사람들은 조심해야 한다. 기침, 가래, 콧물 등의 감기 증상이 있으면서 피로할 때는 '패독산(敗毒散)'이라는 감기 처방과 합방하여 쓰는데, '쌍패탕(雙敗湯)'이라고 한다. '쌍금탕(雙金湯)'은 쌍화탕에 '불환금정기산(不換金正氣散)'이라는 처방을 합방한 것이다. 찬바람과 습기에 상하여 몸이 찌뿌듯하게 무겁고 아프면서 소화 장애와 감기 기운이 있을 때 활용된다.

쌍화탕을 복용하는데 주의해야 하는 경우는?

쌍화탕에 들어가는 약재들이 거의 따뜻한 성질이기 때문에 열이 많은 체질인 사람들은 주의해야 하고, 열을 일으키는 질병에도 주의해야 한다. 또한 쌍화탕의 기본이 되는 사물탕 재료는 소화에 부담을 줄 수 있다. 특히 숙지황이라는 한약이 소화 장애를 일으킬 수 있으므로 소화기능이 약하고 설사를 잘 하는 사람은 조심해야 한다.

제호탕(醍醐湯)

　조선시대에는 단오절에 임금이 당상관 이상의 조정 중신들에게 여름을 잘 지내라고 하사했던 것이 세 가지 있다. 첫째, 단오선(端午扇)이라는 부채다. 요즘은 선풍기에다 에어컨이 있으니 활용도가 많이 줄었지만, 당시로서는 더위를 물리치는 데 반드시 필요한 것이 부채였다. 둘째, 제호탕이라는 한약 처방이다. 이는 더위를 이기고 식중독을 예방하라는 의미였다. 셋째, 구급약인 옥추단(玉樞丹)이다. 제호탕과 옥추단은 궁중의 내의원(內醫院)에서 제조한 것이다. '제호탕'은 청량음료 겸 식중독 예방약으로 쓰이는 한약 처방이다. 더위를 물리치게 하고 갈증을 그치게 하며 정신을 상쾌하게 하는 효과가 있다.

제호탕에는 어떤 한약재가 들어가나?

　제호탕은 매실(梅實)을 위주로 백단향(白檀香), 사인(砂仁), 초과(草果) 그리고 꿀이 들어간다. 매실이 전체 처방의 86%를 차지하는 주된 약재인데, 약재로 쓸 때는 껍질을 벗기고 씨를 발라낸 뒤 연기에 그을리고 말려서 검게 된 것을 쓰기에 '검을 오'자를 써서 오매(烏梅)라고 한다. 풋매실, 즉 청매(靑梅)의 과육과 씨에는 청산배당체라는 독성물질이 들어 있기에 그것을 중화시키고 약효를 높이기 위해 쌀겨 속에서 태우는 것이다.

백단향은 향나무이며, 사인과 초과는 소화제다. 약재들을 빻아서 고운 가루로 만들고 꿀을 넣고 섞은 다음 약간 끓여서 도자기에 담아 두었다가 필요할 때 냉수에 타서 마시면 된다. 그러면 갈증이 풀리고 가슴 속이 시원해지며 정신이 상쾌해진다. 매실을 비롯한 약재 모두가 따뜻한 성질이므로 뱃속을 따뜻하게 해야 하는 여름철 양생원칙에 잘 들어맞는 처방이다.

제호탕의 주된 약물인 매실은 여름에 좋은 약인가?

매실은 더위를 이기고 갈증을 그치게 하는 데 탁월한 효과를 가지고 있다. 매실이란 말만 들어도 입에 침이 돌며 갈증을 멎게 해주는데, 이는 매실이 신맛이 강한 과실이기 때문이다. 신맛은 몸에서 무엇이든 빠져 나가는 것을 거두어들이는 성질이 있으므로 땀, 오줌, 피, 정액 등의 유출을 막아주는 효과를 나타낸다. 그래서 매실을 먹으면 땀이 많이 나는 것을 막아주고, 또한 지혈 효과가 커서 대변이나 소변에 피가 섞여 나오거나 자궁출혈이 있는 경우에 좋다.

매실은 여름철에 더위를 먹었거나 설사하고 입맛이 없는 경우, 그리고 식중독의 예방에도 좋을 뿐만 아니라 몸이 나른하고 기운이 없을 때 좋은 피로회복제이자 보약이 될 수 있다. 유기산, 비타민, 무기

질이 풍부하게 들어 있는 식품이다.

그밖에도 매실의 약효는?

드라마 『허준』에서 황해도 지방에 번진 역병(疫病 전염병)을 물리치게 했던 약재가 바로 매실이었다. 그것은 매실이 항균작용이 클 뿐만 아니라 장내 세균에도 강하기 때문이다. 설사나 이질이 오래되어 그치지 않는 경우에 매실 한 가지만 달여 먹어도 낫는다. 또한 살충효과도 있어 회충으로 인해 배앓이를 하는 경우에 좋으며, 폐의 기가 허약하여 오래된 기침에도 효과가 있다. 매실을 소금에 절여둔 것을 '백매(白梅)'라고 하는데, 입에 물고 있으면 입 냄새를 없애준다.

매실을 주의해야 하는 경우는?

매실이 신맛이 강하므로 위산이 부족해서 소화가 잘 되지 않는 경우에는 좋지만 위산이 많아 속이 쓰린 경우에는 피해야 한다. 또한 많이 먹으면 치아를 손상시키게 된다. 또한 병의 기운이 심할 때는 피해야 하며, 감기 초기에 땀을 내야 할 경우에도 먹지 말아야 한다. 그리고 몸이 퉁퉁하면서 땀이 적은 사람에겐 매실이 맞지 않다.

생맥산(生脈散)

더위에 마시면 좋은 건강음료로 생맥산이 있다. '생맥'은 맥이 다시 살아난다는 뜻이다. 맥이 뛰려면 '기'가 충분해야 하는데 '맥'과 '기'는 폐와 심장이 주관한다. 폐가 허약해지면 맥이 끊어지려 하고 원기가 쇠약해지며, 심장의 기가 허약해지면 맥도 약해진다. 따라서 맥이 활발해지도록 폐와 심장의 기를 왕성하게 하는 한약재로 구성된 음료가 바로 '생맥산'이다. 기운이 나게 하고 몸에서 진액(津液), 즉 물기가 생겨나게 하는 약인데, 여름에 더위를 먹어 몸이 나른하고 기운이 가라앉으며 말을 하기 귀찮아하고 입이 마르며 맥이 약한 등의 증상이 나타날 때 적합하다.

생맥산에는 어떤 한약재가 들어가나?

맥문동(麥門冬), 인삼(人蔘), 오미자(伍味子)의 세 가지다. 맥문동은 심장의 열을 내려 주고 폐에 윤기를 주어 음기를 보충하며 심장의 기를 보충해 준다. 인삼은 폐의 기를 비롯한 기를 보강하는 대표적인 보약이다. 오미자는 폐와 신장을 보강하며 땀을 거두어들이고 정액이 빠져나가지 못하게 막아주며 심장의 기를 거두어 주는 효능이 있다. 그래서 기를 돕고 폐에 윤기를 주며 음기를 보양하고 진액을 생기게 하여 기운이 샘솟듯 회복되고 줄줄 흐르던 땀이 그치게 되는 효과가 나타난다. 약재들을 가루로 만들어 물에 타서 수시로 음료수처럼 마시거나 혹은 끓여서 식혔다가 마셔도 된다.

생맥산이 약으로도 활용되었나?

생맥산은 기사회생(起死回生)의 구급약물로도 활용되었다. 중한 질병으로 증상이 위중하여 목숨이 경각에 이르렀을 때 생맥산을 복용시켰고 그래도 반응이 없으면 다른 방법이 없다. 맥이 거의 뛰지 않는 환자가 먹어서 맥이 되살아나지 않으면 얼마 지나지 않아 사망하게 되는 것이다.

구선왕도고(九仙王道糕)

조선의 임금께서 드신 떡 중에 한약재를 넣어 만든 건강 떡이 바로 '구선왕도고'다. '고(糕)'가 '떡 고'자다. 궁중에서 감기 예방을 위해 사용되었는데, 미숫가루로 만들어 시원한 물에 타서 마실 수도 있다. 그 내용이 『동의보감』을 비롯하여 실학자 홍만선이 지은 생활백과사전인 『산림경제(山林經濟)』, 빙허각 이씨 부인이 지은 여성 생활백과사전인 『규합총서(閨閤叢書)』 등에 기록되어 있다.

구선왕도고는 정신을 기르고 원기를 돋우어주며 비위장을 건실하게 하고 입맛을 좋게 하며 허약해진 몸을 보충해 주는 효능이 있다. 또한 피부와 근육이 잘 생기게 하고 습기와 열기를 없애주는 효능도 있다. 흉년이 들었을 때 먹는 구황식품이자 비상식, 여행식으로도 좋다. 실험연구에 의하면 면역기능을 증가시키고 비만을 방지하는 효과를 나타냈다.

구선왕도고에는 어떤 약재들이 들어가나?

연자육(蓮子肉), 산약(山藥), 복령(茯苓), 의이인(薏苡仁)이 주된 약재이고 그밖에 맥아(麥芽), 백편두(白扁豆), 검인(芡仁)이 들어가고 시상(柿霜)도 조금 들어간다. '연자육'은 연꽃의 열매, 즉 '연밥'인데, 음기와 양기의 균형이 맞지 않는 것을 조화시켜 주며 기력을 더해주고 허약한 몸을 보충하며 오래 먹으면 몸을 가볍게 한다. 또한 비위장과 장을 튼튼하게 하므로 설사, 이질에도 좋다. 신장의 기를 굳건하게 하므로 소변을 자주 보거나 조루증이 있는 것을 치료하며, 정력 강화에도 좋다.

'산약'은 '마'를 가리키는데, 신장의 음기를 보익하는 약재로서 허약하거나 과로한 몸을 회복시키는 효과가 크다. 위와 장을 튼튼하게 하여 입맛을 좋게 하고 설사, 이질을 멎게 한다. 또한 정액을 많게 하고 조루에도 좋은 정력제다. '복령'은 소나무 뿌리 주위에 기생하는 균체 덩어리를 채취한 것으로, 소변을 잘 나오게 하고 습기를 없애주는 효과가 크다. '의이인'은 '율무'인데, 비위장을 건실하게 하고 소변을 잘 나오게 하는 효능이 있어 설사하거나 몸이 붓는 경우에 상용하는 한약재다. 또한 습기를 없애주는 효능이 크므로 비만하여 몸이 찌뿌듯하고 무거운 사람이 먹으면 체중이 줄어 몸이 가벼워진다.

나머지 재료들의 약효는?

'맥아'는 보리를 발아시켜 햇볕에 말린 '보리길금'인데, 곡식이나 과일을 먹고 체한 경우에 좋은 소화제다. '백편두'는 변두콩인데, 비위장에 작용하여 비위장을 조화시키고 습기를 없애고 설사를 멎게 하며 곽란, 구토를 치료한다. 특히 주독을 풀어주는 효능이 강해서 술을 많이 마셔서 구토하거나 위장을 상한 경우에 좋고, 더위를 먹었을 때 좋은 약이다. '검인'은 수련과에 속한 가시연꽃의 씨인 '가시연밥'으로 비위장을 보강하고 신장의 정기를 지키는 효능을 가지고 있다. 비장이 허약하여 설사를 오래 하거나 허리와 무릎이 저리고 아픈 것을 치료하고, 정액을 저절로 흘리거나 소변을 참지 못하고 싸는 병증을 치료한다. '시상'은 곶감에 묻어 있는 하얀 가루로서 심장과 폐의 열을 내리는 작용이 뛰어나다.

문어(文魚)

안동, 영주를 비롯한 경상도 내륙지방에서 제사상이나 잔칫상에 빠져서는 안 되는 음식으로 '문어'가 있다. 양반문화가 꽃을 피웠던 그 지역에서 문어는 해산물 중에 으뜸으로 '양반 물고기'라고 불렸기 때문인데, 어느 정도 근거가 있다. 우선 몸속에 먹물이 들어 있어 글을 읽고 쓰는 선비와 비슷하게 여겼기에 '글을 아는 물고기'라는 의미로 '문어'라는 이름까지 지어주며 특별히 가깝게 두고 즐겨 먹었다는 것이다. 그리고 다리가 8개로 팔족(八足)이니 일가친척을 망라하는 팔족(八族)과 발음이 같아 친족 간의 혈통을 상징하기에 일가친척이 모두 모이는 관혼상제 차림상에 문어가 빠지면 잔칫상 소리를 듣지 못했다고 한다. 실제로는 머리가 벗어졌다는 말의 어두인 '머'에서 유래되어 '머어'에서 '문어'가 되었는데, 팔초어(八稍魚) 혹은 팔대어(八帶魚)라고 하고 중국에서는 '장어(章魚)'라고 한다.

한의학에서 보는 문어의 효능

문어는 수심 100~1,000미터의 깊은 바다에 살면서 주로 큰 조개,

게, 새우 등을 잡아먹는다. 달고 짠 맛에 독이 없고 차가운 성질로서 혈을 보양하고 원기를 돕는 효능이 있어 훌륭한 보익강장약이 된다. 산후에 몸이 허약하거나 젖이 부족한 경우에 좋다. 그리고 옹저종독(癰疽腫毒), 즉 응어리나 화농성 종양, 오래된 종기, 궤양을 치료하고 새살을 돋게 하는 효능도 있다. 육체(肉滯), 즉 고기 먹고 체한 것을 다스린다고 하였는데, 소고기를 먹고 소화 장애가 생긴 경우에 효과가 있어 많이 쓰이고 있다고 한다. 소가 문어를 먹으면 장이 녹아서 죽는다고 하는 옛말이 있을 정도다.

문어에 함유된 섹스 미네랄

문어는 어혈을 풀어주는 효능이 있어 산후에 어혈로 인한 두통, 현기증이 있을 때 좋고, 문어의 먹물은 여성의 월경불순에 도움이 된다. 민간에서는 두드러기가 났을 때나 동상에 걸렸을 때 문어를 삶은 물로 닦아내 치료하기도 했고, 먹물은 치질치료에 효과가 있다고 한다. 그리고 문어의 알은 보양성태(補陽成胎), 즉 양기를 보해주고 임신하게 하는 약이라고 나와 있다.

문어고기도 스태미나를 도와주는 정력식품이 되는데, 문어에 아연 성분이 많이 함유되어 있다. 아연은 대표적인 섹스 미네랄로서 굴에도 많이 들어 있다. 그리고 문어의 '이테노신'이라는 핵산 성분은 말초혈관 확장 작용이 강해서 남성을 장시간 강화해주고, 핵산 자체가 정액의 원료가 된다.

문어에 들어 있는 영양 성분

문어에는 단백질이 풍부하다. 100g당 생문어에는 16g인데, 말린 문어에는 72g이나 된다고 하니 그야말로 단백질 덩어리다. 성장기 어린이나 노인들에게 좋다. 그리고 지방이 적어 고단백 저지방 식품이기에 다이어트에도 좋다고 알려져 있는데, 생문어 100g당 열량은 74$kcal$이지만 말린 문어는 348$kcal$나 되므로 주의해야 한다. 문어에는 트립토판, 시스틴, 히스티딘, 아르기닌 등의 필수아미노산이 들어 있고, 칼륨, 아연, 인, 비타민 A, B$_{12}$, E 등이 들어 있다.

또한 아미노산의 일종인 타우린이 풍부한데, 문어의 독특한 맛을 내는 주성분이 된다. 말린 문어나 오징어의 표면에 붙어 있는 흰 가루가 타우린이다. 타우린은 혈중 콜레스테롤 수치와 혈압을 낮춰주고 간 기능을 개선시켜 피로회복에 좋으므로 술을 자주 마시는 사람에게 문어가 도움이 된다.

특히 안동소주 같이 알코올 도수가 높은 술을 마실 때는 알코올 흡수 지연을 위해 고단백, 저지방 식품을 먹는 것이 좋기에 문어는 술안주로 적합하다. 문어는 시력이 참 좋다고 하는데, 타우린 성분이 망막의 기능을 증진시켜 시력향상에 좋다.

그밖에도 DHA와 EPA가 풍부하여 두뇌 발달과 기억력 향상에 도움이 되고, 비타민 E와 나이아신은 세포를 활성화시켜 노화를 예방해주며 인슐린 분비를 촉진시켜 당뇨병 예방에 좋다.

문어에는 단맛과 감칠맛을 내는 글리신과 베타인도 많이 함유돼 있으며 등푸른 생선에 포함돼 있는 오메가3 지방산도 풍부하게 들어 있다. 그래서 간의 해독 작용과 피로 해소에 좋고 얼굴에 생기가 돌게 한다.

문어를 먹을 때 주의할 점

문어를 먹어보면 살이 단단해서 씹는 맛은 좋지만 소화가 잘 되지 않는다. 특히 문어는 차가운 성질이므로 뱃속이 냉하고 소화력이 약한 사람에게는 체하기 쉬운 음식이다. 비위 기능이 허약하거나 위하수가 있거나 뱃속에 가스가 잘 생기는 경우에도 주의해야 한다. 추위를 타고 손발이 차가우며 혈압이 낮은 사람에게는 맞지 않다. 아울러 알레르기성 체질도 주의해야 하는데, 특히 두드러기가 생겼던 적이 있거나 생긴 경우에는 피해야 한다.

문어를 익혀 먹거나 말려서 먹으면 차가운 성질이 완화되어 소화에 부담이 적어질 수 있다. 그래도 속이 냉하고 소화력이 약한 사람은 조금만 먹는 것이 좋다. 그래서 문어에 생강, 식초를 넣어 요리해 먹으면 소화도 잘 되고, 혈과 기를 돕는 효능도 강화된다. 문어가 익어갈 때 생강즙을 조금 넣으면 기와 혈을 돕는 효능에 비장을 건실하게 하고 입맛을 돕는 효능도 생기므로 질병을 앓은 뒤에 비위장이 허약하고 몸이 쇠약한 경우, 산후에 혈이 부족하고 어지럼증이 있는 경우에 좋다.

홍어 (洪魚)

전라도 지방의 제사상에는 홍어가 반드시 올랐다고 한다. 잔치에도 홍어가 빠지면 '차린 것 없다'고 타박을 받는다고 하는데, 특히 전남 서남해안 지방에서는 삭힌 홍어가 거의 빠지지 않는다고 한다. 그래서 옛날 사람들은 홍어를 발효시키는 항아리 크기를 통해 그 집의 위세를 짐작할 수 있었다는 얘기도 있다.

『자산어보』에 나온 홍어 먹는 법

『세종실록지리지』에 의하면 홍어는 세종대왕에게 진상되던 귀한 생선이었다고 한다. 조선 후기의 실학자인 성호 이익의 『성호사설』에는 홍어 꼬리를 나무에 꽂아두면 독성 때문에 그 나무가 죽는다고 했다. 홍어 꼬리의 독성 때문에 어부들이 홍어 잡이를 기피했을 정도다.

흑산도에 귀양을 간 정약전이 저술한 『자산어보』에는 홍어를 즐기는 방법과 효능이 잘 나와 있다. 홍어는 산란기인 겨울에서 이른 봄이 제철로 이른 봄에 나는 여린 보리 순과 함께 끓인 홍어앳국을 먹으면 '술독이 풀리고 장이 깨끗해지는 효능이 있다'고 평을 했을 정도이니 그 맛과 효능을 짐작할 만하다. 홍어국은 소변색이 혼탁한 남성이나 소변을 볼 때 요도가 아프고 이물질이 나오는 사람이 먹으면 약효가 있는 것으로 알려져 있다.

홍어탕은 장의 노폐물을 제거하고 주독을 해독시켜 숙취를 해소하는 데 좋다. 판소리, 즉 남도창을 하는 소리꾼들이 가래를 삭여준다고 하여 즐겨 먹었다고 한다. 그 외에 회, 구이, 찜, 포 등으로 먹기도 한다. 찬 성질의 홍어는 특히 몸에 열이 많은 사람들이 여름을 날 때 먹으면 좋다.

홍어의 영양 성분

홍어의 먹이는 꽃게, 돔, 광어, 우럭, 멸치, 조기, 오징어류, 새우류, 게류, 갯가재류 등이라고 한다. 그러므로 홍어 100g에 단백질 함유량이 약 19g 정도 들어 있는 고단백 식품이고, 지방 함유량은 0.5% 정도이므로 다이어트에 좋다. 홍어의 살과 애(간)에는 불포화 지방산이 75% 이상, 이중 EPA와 DHA는 35% 이상 함유되어 있다. EPA와 DHA는 관상동맥질환, 혈전증 유발을 억제하는 작용이 있고, DHA는 망막 및 뇌조직의 주요성분이다. 홍어에는 타우린 등의 유리아미노산이 다량 함유되어 있어 중풍, 혈관 질환, 심부전증의 예방에 도움이 된다. 끈적끈적한 점액은 스태미나 식품, 즉 정력제로도 좋다고 알려져 있다.

홍어 약효의 핵심은 콘드로이친

홍어는 효능도 많다. 먼저 관절염이나 류머티즘에 도움이 된다. 홍어나 가오리의 연골에는 관절염 치료제로 많이 쓰이는 황산콘드로이친이 다량 함유되어 있다. 따라서 홍어를 요리해 먹거나 삶아서 말린 가루를 먹으면 관절염, 신경통에 좋고, 여성들의 골다공증 예방에도 도움이 된다.

관절 속에는 기계의 윤활유와 같은 고급 단백질인 뮤코다당 단백질인 콘드로이친이 들어 있는데, 나이가 들면서 이 성분이 줄어들기 때문에 초기에는 뚝 뚝 소리가 나다가 점차 결리고 쑤시며 심한 통증을 일으키게 된다. 그래서 나이가 들어 관절에 문제가 있을 때는 콘드로이친이 들어 있는 음식을 먹는 것이 좋다.

홍어 외에 콘드로이친이 들어 있는 식품은 가오리를 비롯하여 상어의 연골과 지느러미, 달팽이, 우렁이, 녹용, 돼지 족발, 소의 도가니 등이다. 콘드로이친은 피부 미용에도 좋아 주름살이나 기미 주근깨에 효과를 볼 수 있다. 그밖에도 홍어는 숙취 해소에 좋고, 소화 기능을 도와주며 입맛도 좋게 하고 감기에 걸렸을 때 땀이 나게 하여 나쁜 기운을 몰아내 준다.

삭힌 홍어는 생홍어에 비해 어떤 효능이 있나

『자산어보』에 "나주 사람들은 썩힌 홍어를 즐겨 먹는데, 일반에서는 막걸리 안주로 즐겨 먹는다"고 기록했으니 홍어를 삭혀 먹은 역사는 꽤 오래 된 것 같다. 그런데 세상에서 가장 지독한 악취를 내뿜는다는 음식 5가지 중에 하나가 바로 '삭힌 홍어'다.

홍어가 삭는 과정에서 냄새가 나는 것은 홍어 몸속에 들어 있는 요소(尿素) 때문이다. 홍어는 바다의 바닥에 살기에 몸속의 삼투압을 조절하기 위해 요소를 함유하고 있는데, 요소가 삭는 과정에서 암모니아를 생성시켜 특유의 맛을 내는 것이다. 요소가 암모니아로 바뀌면서 자연 발효가 이루어지는 것이다.

삭힌 홍어도 생홍어와 효능은 같다. 그런데 생홍어는 pH 6.5의 산성이지만 삭힌 홍어는 pH 9의 강알칼리성이다. 그러므로 위산을 중화시켜 위염을 억제하고, 살균 작용이 있어 유해 세균 증식을 억제해 식중독을 막아주는 효능이 있다. 그래서 예로부터 '잘 익은 홍어가 있는 잔칫상에는 식중독이 없다'는 이야기도 전해온다.

'홍탁삼합'은 음식 궁합 면에서 맞는 것인가

묵은지에 삭힌 홍어와 비계가 붙은 삶은 돼지고기를 얹어 한입에 먹고 탁주를 마시는 '홍탁삼합(洪濁三合)'은 조상들의 지혜가 담긴 과학적인 조합이다. 시큼한 묵은지와 홍어의 톡 쏘는 맛이 조화되고, 입 안 가득히 퍼지는 암모니아의 톡 쏘는 자극을 막걸리의 단백질과 유기산이 중화시켜주며, 차가운 성질의 홍어와 따뜻한 성질의 막걸리가 궁합이 맞다. 홍어는 바다의 밑바닥에 살므로 차가운 성질이지만 삭힌 홍어는 발효가 되면서 차가운 성질이 많이 줄어든다. 서늘한 성

231

질의 배추와 무로 담근 김치가 익으면 역시 마찬가지로 서늘한 성질이 없어진다.

홍탁삼합은 소화도 잘 되는 음식 조합이다. 돼지고기 외에는 모두 발효식품으로 차가운 성질이 없어져 속이 냉한 사람이 먹어도 소화가 잘 된다. 게다가 막걸리에는 효모가 많이 함유되어 있어 소화효소의 작용을 돕고, 식이섬유가 많이 들어 있어 대장의 운동을 활발하게 해주므로 변비를 예방하고 개선하는 데 큰 도움이 된다.

홍어를 '음탕한 고기'라 부른 이유

『자산어보』에 '암컷이 낚싯바늘을 물면 수컷이 달려들어 교미를 하다가 함께 낚싯줄에 끌려 올라오는 예가 있다. 암컷은 먹이 때문에 죽고 수컷은 색을 밝히다 죽는 셈이니, 이는 음(淫)을 탐하는 자에게 본보기가 될 만하다'고 했다. 그래서 홍어를 '해음어(海淫魚)', 즉 '음탕한 고기'라고 적었다. '수컷에는 흰 칼 모양의 성기가 있고 그 밑으로 알주머니가 있다. 두 개의 날개에는 가느다란 가시가 있는데 암컷과 교미할 때는 그 가시로 교미한다'고 했다.

홍어의 맛있는 부위는 애, 즉 간이 제일이고 코, 날개, 꼬리, 살 부위로 순서가 정해져 있다고 하니 생식기는 맛이 별로인 것 같다. 그러나 관절에 좋은 콘드로이친이 생식기와 코에 집중되어 있다고 하니 챙겨 먹는 것이 좋겠다.

돔베기

돔베기는 경상도 내륙지방에서 제사상에 올리는 음식으로, '간을 친 토막 낸 상어고기'라는 뜻의 경상도 사투리다. 주로 영천, 청도, 경주지역에서 명절상이나 제사상에 올리고 별미로 먹어 왔다. 옛날 동해안에서 잡은 상어를 경북 내륙지방으로 옮기기 위해 상하지 않게 하려고 발달한 갈무리법과 염장법 기술이 기원이다. 돔베기는 육질이 담백하고 부드러우며 특유의 감칠맛과 고소한 맛이 있는데, 상어를 포를 떠서 소금에 절이고 번철에 식용유를 붓고 절인 상어포를 놓아 지져낸다. 상어고기는 영국과 중국에서 요리 재료로 최고의 인기를 구가해 왔고, 우리나라에서도 1970년대 초반까지만 해도 10대 어종에 들어갔을 정도로 많이 잡히고 많이 먹었던 생선이다.

한의서에 나오는 상어의 효능

상어를 '교어(鮫魚)' 혹은 '사어(鯊魚)'라고 한다. 『동의보감』에는 중간 성질로서 오장을 보하고 회나 포를 만들어 먹으면 맛이 좋은 식품이 되고 사람에게 보익한다고 나온다. 오장을 보하는 효능이 있으니 우리 몸의 모든 장기를 보해주는 식품으로 알려져 있고, 특히 포나 회를 오랫동안 계속해서 먹으면 허약한 체질을 강하게 해준다. 비(脾)와 신장 경락으로 들어가 비장을 건실하게 하고 소변을 잘 나오게 하며, 신장을 보하고 기와 혈을 보하며 피부와 살집의 생장을 돕고 상처가 잘 아물도록 촉진하는 효능이 있다. 질병을 앓은 뒤에 체력이 허약하고 기운이 없거나 식욕이 부진하고 소화가 잘 되지 않으며 몸이 붓는 경우에 좋다. 병후에 기와 혈이 허약한 경우에 상어고기에 당귀, 황기를 넣고 달여 마시는 처방도 있다. 간(肝)과 폐(肺)를 돕는 작용도 있어 눈병이나 피부 질환에도 이용했다고 한다.

상어 껍질과 지느러미의 효능

상어의 껍질, 즉 사어피는 해독, 살충, 소적(消積 응어리를 풀어줌) 효능이 있다. 토혈과 식중독을 치료해 주며 또한, 각종 독충에 쏘인 데도 쓴다고 『동의보감』에 나온다.

상어 지느러미는 사어시(鯊魚翅), 어시(魚翅)라고 하는데, 비, 폐, 신의 3경에 들어가 작용을 나타내므로 면역기능을 강화해준다. 오장을 보하고 특히 폐를 보익하여 폐의 음기를 자양해 주는데 체하고 맺히게 하지 않으며 맛이 좋다. 기와 혈이 허약하여 머리가 무겁고 몸이 나른하며 입맛이 없어 음식을 적게 먹고 소화가 잘 되지 않고 얼굴과 팔다리가 붓고 소변이 잘 나오지 않으며 대변이 묽은 경우에 쓴다. 산후에 젖이 적게 나오거나 과로해서 몸이 쇠약해진 경우, 신이 허약하여 생긴 요통에도 좋다.

상어 지느러미에는 단백질이 풍부하고 칼슘, 인, 철 등의 미네랄이 함유되어 있다. 특히 아교질에 뮤코다당 단백질의 일종인 콘드로이친 황산이 함유되어 있는데 노화방지 및 항암효과가 있다. 그리고 기를 돕고 허약한 것을 보하며 식욕을 촉진하는 효능이 있는데다 맛이 달고 담백하기 때문에 중국인들이 보양식으로 즐겨 먹어 왔다. 보양식으로 먹을 때는 상어 지느러미에 소량의 바다제비집, 그리고 기름기 없는 돼지고기와 닭고기, 화퇴(火腿 소금에 절여 불에 그슬린 돼지 넓적다리)를 넣어 요리한다고 한다. 한편, 상어는 연골로 이루어져 있는데, 연골은 영양도 좋을뿐더러 치료 효과가 탁월하다고 알려져 있다.

왜 상어는 암에 안 걸리는가

상어는 강하고 효율적인 면역체계를 가졌기에 감염이 잘 되지 않고 상처가 빠르게 치유된다고 한다. 혈액에 있는 항체가 수많은 화학물질로부터 상어를 보호해 줄 뿐만 아니라 세균과 바이러스의 감염에도 성공적으로 대항한다는 것이다.

특히 상어는 암에 잘 걸리지 않는다. 미국 플로리다의 모트 해양수산 연구소에서는 강력한 발암제를 녹여 넣은 수조 안에 상어를 넣고 사육했는데, 8년 뒤에 조사해 보니 상어는 여전히 건강한 모습이었고 해부를 해보았지만 종양은 단 한 개도 발견할 수 없었다고 한다. 그러니 상어의 체내에 발암 억제물질이 있기 때문으로 볼 수 있다는 것이다. 실제로 상어에는 뼈가 없고 연골로 되어 있는데, 연골에는 뼈와 달리 혈관이 없으며 신생혈관 형성을 저해하는 물질이 있다.

상어에는 혈관이 없는데 어떻게 제대로 살아갈 수 있을까. 원래 혈관이 없으면 조직이 영양부족 상태가 되어 괴사해 버리지만, 상어의 경우에는 연골 안에 포함되어 있는 대량의 수분에 의해서 영양이 공급되기 때문에 혈관이 없어도 살 수 있는 것이다. 상어 연골이 암의 영양 공급선인 암 혈관이 생성되지 못하도록 억제하는 효능이 있다는 사실이 여러 임상실험에서 밝혀지고 있다.

상어 연골 속에 있는 미지의 물질이 항혈관 생성 효과를 가지고 있어 암덩이 속의 혈관 생성이 저지된다는 것이다. 혈관 생성이 저지를 받으므로 암 덩이의 생명력이 약화되어 암이 전이되는 것이 방해되고, 또한 상어 연골은 면역체제 속의 항체를 증강시킨다고 한다. 그래서 상어연골을 '아미그달린'과 같이 사용하였을 때 아미그달린의 효능을 상승시키는 시너지 효과가 있는 것으로 밝혀졌다. 아미그달린은 매실, 살구, 복숭아 등의 씨에 들어 있는 시안배당체로서 독성이 있지만 항암 효과를 나타낸다.

상어 연골은 암 이외에 다른 질환의 치료에도 효과가 있나

상어 연골을 단기 복용한 관절염 환자들에 의하면 상어 연골 복용 후 관절염의 여러 증상들 중 특히, 통증이 많이 감소되었다고 한다. 이러한 효과는 보통 복용 후 2~3주 정도에 걸쳐 나타났는데, 상어 연골의 항염증 작용에 의한 것이라고 할 수 있다. 이처럼 상어 연골은 신생 혈관의 생성을 억제하고 강력한 항염증 작용을 가지고 있으므로 건선, 습진, 당뇨병성 망막질환, 류마티스성 관절염, 치질 등의 치료에도 효과를 볼 수 있다는 것이다. 그렇지만 아직 효과와 부작용이 확실히 밝혀지지는 않았으므로 복용하는 데 주의가 필요하다.

스쿠알렌이 사람에게 미치는 효과

한때 건강식품으로 유행했던 스쿠알렌은 수심 1,500m의 심해에 사는 상어의 간유 중에 함유된 불포화 탄화수소다. 심해는 태양 광선이 거의 들어오지 않을뿐더러 산소 공급도 차단되어 있고 수압도 높아서 혹독한 환경인데도 불구하고 상어가 살아갈 수 있는 것은 스쿠알렌 덕분이라고 한다. 스쿠알렌이 산소량의 대부분을 공급하고 체력과 원기를 공급해주며 신진대사를 원활하게 해준다는 것이다.

그런데 상어뿐만 아니라 인간을 포함한 거의 모든 동물과 식물은 스쿠알렌을 생산하고 있다. 상어의 간유를 비롯하여 올리브유, 참기름, 아보카도유, 면실유 등의 식물성 기름에도 들어 있고 아마란스씨, 쌀겨, 맥아 등에도 들어 있다. 특히 심해상어의 간유는 85% 정도가 스쿠알렌으로 이루어져 있다.

스쿠알렌은 무색, 무취, 무미에 저휘발성으로 인체에 산소 공급을 원활하게 해주어 폐와 심장질환의 회복을 빠르게 하고 심장의 문제로 생기는 부종이나 혈압 이상, 천식 등에 도움이 된다고 한다. 신진대사와 생리작용 활성에 큰 도움을 주어 체력 증강에 좋고, 간 기능을 개선시키고 면역력을 향상시키는 효능이 있다. 또한 궤양질환 치료에 탁월하고 피부를 되살리는 작용이 있어 피부의 건강과 미용에 효과가 있으며 뛰어난 피하침투력을 이용해서 아토피, 무좀, 화상, 동상 같은 여러 피부질환의 치료에 좋다고 한다. 그리고 스쿠알렌에는 비타민 A와 D가 대량 함유되어 치아건강과 피부미용에 특히 좋고 시력 보호에도 좋다. 무엇보다 항산화작용, 해독과 스트레스에 대한 보호 효과, 방사선으로부터의 보호작용, 항암작용 등이 있는 것으로 알려지면서 큰 관심을 받고 있다.

상어의 알, 캐비어는 어떤 효능이 있나

상어 중에서도 카스피해에 사는 철갑상어의 알젓이 세계의 진미로 알려진 '캐비어'다. 최고품은 금값에 버금할 만큼 비싸다. 캐비어는 지방이 적고 비타민과 단백질이 많아 러시아에서는 일찍이 건강식품으로 사랑받았다. 수술 후 환자들의 회복식으로 캐비어 기름만을 뽑아 마시기도 했고, 야채를 많이 섭취하지 못하는 추운 지방에서 결핍되기 쉬운 비타민의 역할을 하기도 했다. 또한 노화 방지에도 상당히 효과가 있다고 하는데, 캐비어를 이용한 화장품도 나오고 있다.

캐비어는 '세계에서 가장 섹시한 음식'이라고도 하는데, '캐비어를 먹는 것은 마치 성교를 하는 것과 흡사하다'라고까지 표현한다. 원시적인 맛이 처음에는 낯설지만 일단 그 맛을 안 다음부터는 멈출 수 없이 그 맛에 끌리기 때문이란다. 실제로 중국에서는 철갑상어의 척추 안에 있는 골수를 가루로 내어 결혼하는 신부에게 먹이는 풍습이 있다고 한다. 또한 페르시아의 문학작품에 캐비어는 최음제로서 정욕을 증가시키고 자극을 극대화하는 용도로 등장하여, 오래 전부터 섹시한 음식으로 사랑 받아왔음을 알려준다.

선조들이 제사상에 상어고기를 올린 이유

생선 중에 제사상에 올리지 않았던 것도 많다. '치' 자로 끝나는 꽁치, 갈치, 준치, 멸치 그리고 등 푸른 생선인 고등어, 정어리 등이다. 이유는 비린내가 나기 때문이라고 한다. 그리고 붕장어, 장어 등 가시와 기름기가 많은 생선도 올리지 않았다.

상어고기를 제사상에 올리게 된 연유는 첫째, 비린내가 나지 않고, 둘째, 쪄 놓으면 목화솜처럼 뽀얗기에 우리 민족이 즐겨 입는 흰옷과 비슷한 색깔이며, 셋째, 맛이 좋고 영양가가 높으면서 기름기가 없고 담백하다는 것 등이 있다고 한다.

상어고기를 적당한 크기로 잘라 다른 생선과 함께 가마솥에 찌거나 부침개를 만들어 제사상에 올렸는데, 굉장히 짜서 한 토막이면 밥한 그릇을 먹을 수 있을 정도였다. 돔베기와 김치처럼 짠 음식을 먹으면서도 문제가 없었던 것은 칼륨 함량이 높은 채소를 많이 먹어서 나트륨과 칼륨의 균형이 맞았기 때문이다. 나트륨 섭취가 많으면 심혈관계와 콩팥에 해롭지만, 너무 적어도 탈이 생기게 된다.

역사 속 남자들의 활력 비전

남성보감

초판 1쇄 발행 2016년 6월 17일

지은이 정지천
펴낸이 김영범
펴낸곳 토트 · (주)북새통

편집주간 김난희
마케팅 김병국, 추미선
관리 최보현, 남재희

디자인 su:

주소 서울시 마포구 망원동 468-4
대표전화 02-338-0117
팩스 02-338-7160
출판등록 2009년 3월 19일 제 315-2009-000018호
이메일 thothbook@naver.com

ⓒ 정지천, 2016

ISBN 978-89-94702-11-7 03510